改訂**2**版

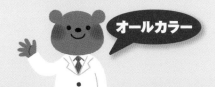

オールカラー

患者説明にそのまま使える

不安なパパ・ママにイラストでやさしく解説

こどもの心臓病と手術

聖隷浜松病院心臓血管外科 **立石 実** 著

聖隷浜松病院心臓血管外科部長 **小出昌秋** 監修

MC メディカ出版

はじめに

● 「お子さんの心臓に病気があります」「心臓の手術が必要です」と言われたご両親やご家族の不安は、本当にはかりしれないものだと思います。先天性心疾患を専門にする医師として、少しでもその不安が減らせれば、と思ったのが本書の執筆のきっかけです。先天性心疾患は難しい病名がたくさんあり、医療者でも理解することが難しい病気もたくさんあります。図やイラストをたくさん入れて、なるべく簡単な言葉でわかりやすい解説を心がけました。

● 多忙な心臓血管外科医や小児循環器医の先生方の患者さんへの説明の時にも使えるように、先天性心疾患に関わる医療スタッフの入門書になるように、治療内容などなるべく具体的に書きました。

● 初版を上梓した2011年から約10年たって、今回はじめて改訂いたしました。医学の進歩は早く、いくつかの治療法が以前とは少し変わったのがその理由の1つですが、もう1つは、手術をした先天性心疾患のこどもたちが成長し、大人なった時に自立して社会に出るために大切なことは何か、を伝えたかったからです。改訂版では「8章 手術が終わって大人になるまで」を新たに加筆しました。先天性心疾患のこどもたちが大人になるまで、ご両親はどのように接したほうがよいか、こどもたちは大人になるまでにどんなことを身につけてほしいのか、などを書いています。

● 改訂にあたり、上司である小出昌秋先生に監修していただき、また、たくさんの方にご助言いただいたことを心より感謝いたします。そして、初版の時から私の目指すことを深く理解してくださり、改訂に際しても励まし続けてくださったメディカ出版の鈴木陽子様、可愛くて親しみやすいイラストをたくさん描いてくださった川添むつみ様に厚く御礼申し上げます。

● 先天性心疾患をもって生まれたこどもたちが、病気と向き合いながらも社会の中でいきいきと自分らしく生きていくことに、この本が少しでも貢献できることを心から祈っています。

　2020年5月

　　　　　　　　　　　　　　　　　　　　　　　立石　実

もくじ

1章 心臓のきほん

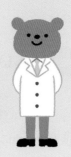

心臓の働きについて基本的なことをまとめました。こどもの心臓病について理解するために大事なことを説明します。

1 心臓はどこにあるの？　どんな働きをしているの？

❶心臓はどこにあるの？　大きさは？

▶心臓の位置は？

心臓はみぞおちよりも上、胸の真ん中から、少し左側にあります。

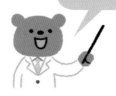

ちなみに心臓はハート形ではありませんよ！

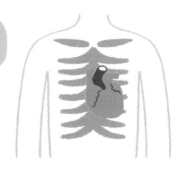

▶心臓の大きさは？

大人 250～300g

自分のにぎりこぶしくらい

赤ちゃん 20～25g

大きないちごくらい

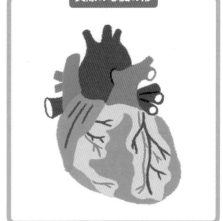

実際の心臓の形

赤ちゃんの心拍数はどれくらい？

赤ちゃんの心臓はとても小さく、からだがたくさんの酸素を必要とするので、大人よりも送り出す回数（心拍数・脈拍数）が多いです。からだの成長とともに脈拍も少なくなります。

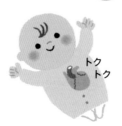

トク
トク

表1　正常の脈拍数

	赤ちゃん	こども	大人
脈拍数 (回／1分間)	120～140	80～120	60～100

❷４つの部屋

　心臓には心房と心室が左右１つずつあり、合計４つの部屋があります。心房と心室はどのような働きをする場所なのでしょうか？

　次のようにたとえることができます。

心房 ➡ タンク

心室 ➡ ポンプ

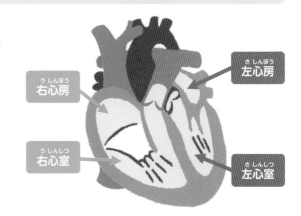

右心房（うしんぼう）
左心房（さしんぼう）
右心室（うしんしつ）
左心室（さしんしつ）

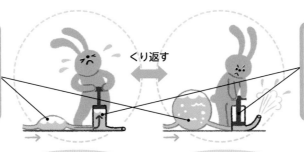

心房

心臓に流れてきた血液をため込むタンクの役目をする、風船のようなふくろ

くり返す

心室

脳や肺・肝臓・腎臓・筋肉など全身に血液を送るための強力なポンプ

タンクにたまった血液をポンプの中に送り込む

ポンプから押し出して全身に血液を送る

❸どうして左右２組あるの？

　心房と心室は左右１つずつありますが、どうして右と左に分かれているのでしょうか？

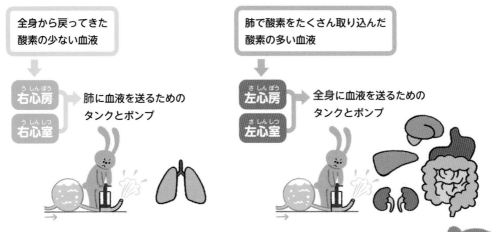

全身から戻ってきた酸素の少ない血液

右心房（うしんぼう）
右心室（うしんしつ）

肺に血液を送るためのタンクとポンプ

肺で酸素をたくさん取り込んだ酸素の多い血液

左心房（さしんぼう）
左心室（さしんしつ）

全身に血液を送るためのタンクとポンプ

酸素が少ない血液と、酸素が多い血液が混ざらないことで、効率よく血液を送ることができます。

❹心臓の中のドア＝弁

　左右の心室の出口と入り口に合計4つの**弁**というドアがついています。これは、部屋の中に入った血液が、その前の部屋に戻らない（逆流しない）ためについています。

心臓の弁と血液の流れ

全身から　　　肺から

右心房	左心房
三尖弁	僧帽弁
右心室	左心室
肺動脈弁	大動脈弁

肺へ　　　　　全身へ

横から見た断面図

大動脈
肺動脈
右心房
左心室
右心室
三尖弁

上から見た断面図

肺動脈弁
大動脈弁
左心房
僧帽弁
三尖弁

ポンプのパワーはどれくらい❓

　ふつうの大人だと、血圧が100〜130mmHg※ですが、これはだいたい高さ150cmまで水鉄砲を飛ばすほどの勢いです。

※mmHg：「水銀柱ミリメートル」という圧力の単位の1つで、血圧の単位です。

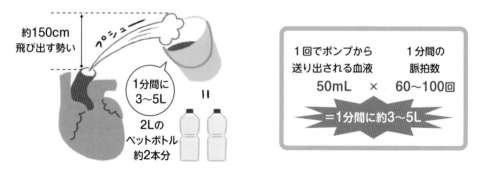

約150cm
飛び出す勢い

プシュー

1分間に
3〜5L

＝

2Lの
ペットボトル
約2本分

1回でポンプから 送り出される血液		1分間の 脈拍数
50mL	×	60〜100回

＝1分間に約3〜5L

　にぎりこぶしほどの大きさ（体重のたった0.5％）の心臓が全身に血液を送るために、1日に8〜15万回、一生休むことなく絶えずがんばっているのです。

❺動脈と静脈

　心臓と全身の臓器をつなぐ、血液が通るための「道」の役割をするのが**血管**です。血管には**動脈**と**静脈**の2種類あります。

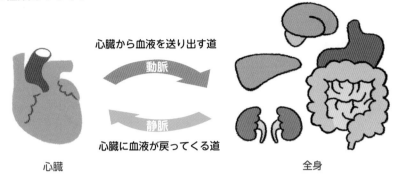

心臓から血液を送り出す道

動脈

静脈

心臓に血液が戻ってくる道

心臓　　　　　　　　　　　　　　　　　　　　　全身

▶**動 脈**

　動脈は、心臓から**大動脈**という1本の太い「大通り」が出て、脳や手、肝臓、腎臓、腸、足などにそれぞれ「小道」が分かれます。「小道」がどんどん枝分かれして、からだのすみずみまで血液が流れます。

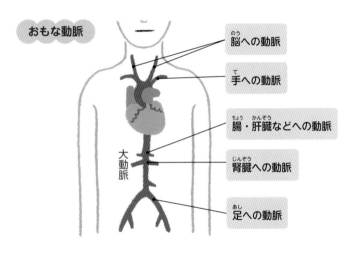

おもな動脈

脳への動脈

手への動脈

腸・肝臓などへの動脈

大動脈

腎臓への動脈

足への動脈

▶**静 脈**

　静脈は、からだのすみずみまで流れた血液が、それぞれの場所で役目を果たした後、心臓に戻ってくるための「道」です。

　小川が集まって大きな河になるように、流れが集まって太くなり、最後は上半身の血液と、下半身の血液がそれぞれ集まり、2本の太い静脈になって心臓に戻ります。

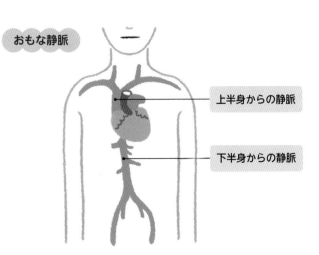

おもな静脈

上半身からの静脈

下半身からの静脈

2 血圧について

❶血圧って何？　血圧にはどうして２つの値があるの？

　血圧は「120/80」というように、高い血圧と
低い血圧がありますが、どうして２つの値がある
のでしょうか？

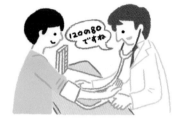

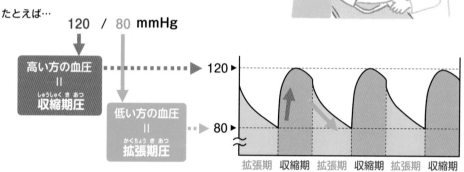

たとえば…

120 ／ 80 mmHg

高い方の血圧
＝
収縮期圧
（しゅうしゅく き あつ）

低い方の血圧
＝
拡張期圧
（かくちょう き あつ）

120 ▶

80 ▶

拡張期　収縮期　拡張期　収縮期　拡張期　収縮期

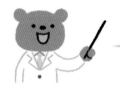

図のように血圧は、心臓が伸びたり縮んだりするのに合わせて、「波」がで
きます。正しくは、波の一番高いところを**収縮期圧**、波の一番低いところを
拡張期圧といいます。

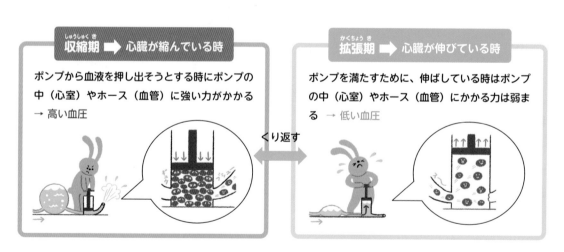

収縮期 ➡ 心臓が縮んでいる時
（しゅうしゅく き）

ポンプから血液を押し出そうとする時にポンプの
中（心室）やホース（血管）に強い力がかかる
→ 高い血圧

くり返す

拡張期 ➡ 心臓が伸びている時
（かくちょう き）

ポンプを満たすために、伸ばしている時はポンプ
の中（心室）やホース（血管）にかかる力は弱ま
る　→ 低い血圧

表2 正常の血圧

	赤ちゃん	こども	大人
血圧（収縮期）(mmHg)	60〜80	80〜100	100〜130

❷心臓の中の血圧

ふだん血圧計で測る**血圧**は、**大動脈**の血圧のことです。血液が流れているところであれば、右心房、左心房、右心室、左心室、肺動脈…と、どこでも**血圧**があります。

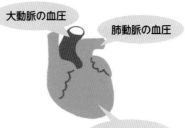

大動脈の血圧

肺動脈の血圧

左心室の血圧

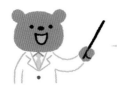

心臓の中の血圧は、心臓病の説明の基本になるので重要です！

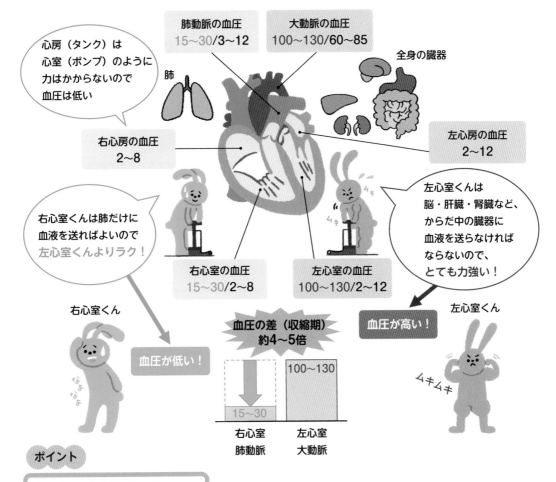

肺動脈の血圧
15〜30/3〜12

大動脈の血圧
100〜130/60〜85

全身の臓器

心房（タンク）は心室（ポンプ）のように力はかからないので血圧は低い

肺

右心房の血圧
2〜8

左心房の血圧
2〜12

右心室くんは肺だけに血液を送ればよいので左心室くんよりラク！

左心室くんは脳・肝臓・腎臓など、からだ中の臓器に血液を送らなければならないので、とても力強い！

右心室の血圧
15〜30/2〜8

左心室の血圧
100〜130/2〜12

右心室くん

血圧が低い！

血圧の差（収縮期）
約4〜5倍

100〜130

15〜30

右心室
肺動脈

左心室
大動脈

血圧が高い！

左心室くん

ポイント

右心室より左心室は強いポンプで、肺動脈や右心室の血圧よりも、大動脈や左心室の血圧が高い

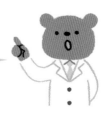

左心室と右心室に血圧の「差」があることがわかりましたか？このことが、心臓病を理解するために大切です。

3 血液の役割

❶血液のなかみ

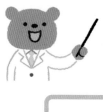

血液の中には、どんなものが含まれているのでしょうか？

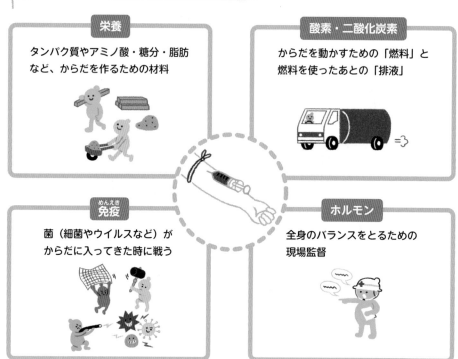

栄養

タンパク質やアミノ酸・糖分・脂肪など、からだを作るための材料

酸素・二酸化炭素

からだを動かすための「燃料」と燃料を使ったあとの「排液」

免疫（めんえき）

菌（細菌やウイルスなど）がからだに入ってきた時に戦う

ホルモン

全身のバランスをとるための現場監督

血液の中には、からだを正常に保つため大事なものがたくさん含まれています。この血液を、全身の臓器（脳・腎臓・胃や腸・皮膚（ひふ）・筋肉など）に届ける役割をしているのが**心臓**なのです。

全身に運ばれた酸素はどこで、どれくらい使われている❓

血液のなかみの中でも、特に酸素は重要で、酸素が足りなくなると臓器がこわれてしまいます。

重要な臓器ほどたくさんの酸素を必要としますが、脳は特にたくさんの酸素が必要です。脳の重さは大人の場合1,200～1,400gで、体重のたったの2.5％程度ですが、血液全体の約20％を必要とします。

じっとしている時のそれぞれの臓器が酸素を使う割合

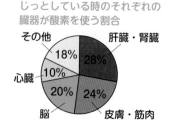

その他 18%
肝臓・腎臓 28%
心臓 10%
脳 20%
皮膚・筋肉 24%

❷酸素・二酸化炭素を運ぶ「給油車」＝赤血球

血液の中の酸素や二酸化炭素は、おもに**赤血球**によってからだじゅうに運ばれています。

酸素や二酸化炭素、赤血球をたとえると…

酸素 ➡ からだがきちんと動くための「燃料」

二酸化炭素 ➡ 燃料を使ったあとの「排液」

赤血球 ➡ 「燃料」や「排液」を運ぶ「給油車」

のようなものです。

実際の赤血球は、真ん中がちょっとへこんだ「白玉だんご」のような形をしている

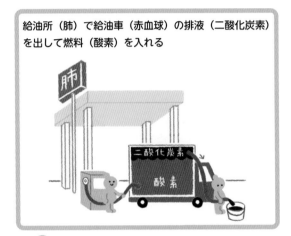

給油所（肺）で給油車（赤血球）の排液（二酸化炭素）を出して燃料（酸素）を入れる

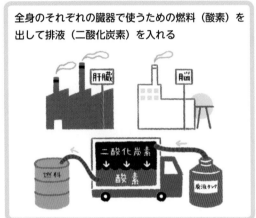

全身のそれぞれの臓器で使うための燃料（酸素）を出して排液（二酸化炭素）を入れる

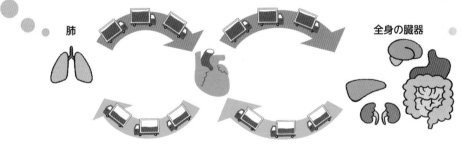

肺　　　　　　　　　　　　　　　　　　全身の臓器

血液の色は？

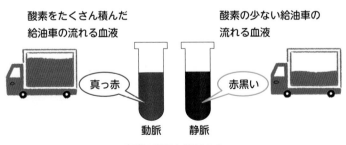

酸素をたくさん積んだ給油車の流れる血液

酸素の少ない給油車の流れる血液

真っ赤

赤黒い

動脈　静脈

実際の動脈と静脈の色

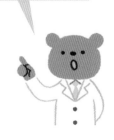

静脈の色は「青」で描かれることが多いですが、実際はこのように赤黒い色です。

2章 先天性心疾患のきほん

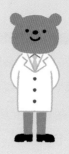

先天性心疾患とはどんな病気なのか？　どんな症状があるのか？
どうして手術が必要なのか？　などについて説明します。

1　先天性心疾患ってどんな病気？

　生まれつき心臓や血管の形が正常とはちが
う病気をまとめて、医学用語では**先天性心疾**
患といいます。「先天性」が「生まれつき」と
いう意味です。

　現在、日本では1年間に約100万人の赤
ちゃんが生まれますが、そのうちおよそ**約1**
万人の赤ちゃんが先天性心疾患をもって生ま
れています。

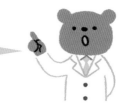

先天性　＝　生まれつき

生まれつきの心臓病の
こどもは、**およそ100**
人に1人の割合（約
1％）で生まれます。

2　先天性心疾患のおもな症状

　先天性心疾患になると、どのような症状が出るのでしょうか？
　先天性心疾患の症状は、それぞれの病気によって、症状の重
さ、症状の出る時期などのちがいはありますが、多くの病気に
共通するおもな症状として、**チアノーゼ**と**心不全**の2つがあり
ます。

先天性心疾患のおもな症状

▼　　　　　▼

チアノーゼ　　心不全

❶チアノーゼ

❶チアノーゼって何？

　チアノーゼという言葉を聞いたことがありますか？　この症状のない病気もありますが、先天
性心疾患を理解するための大事なキーワードです。

　チアノーゼは、**顔色や全身の色が悪く、特にくちびるや指先がむらさき色**
になることです。ふつうの人でも、とても寒い時に顔色が悪く、くちびるが
むらさき色になるのもチアノーゼの1つですが、先天性心疾患ではチアノー
ゼになる原因がちがいます。

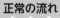

正常の流れ

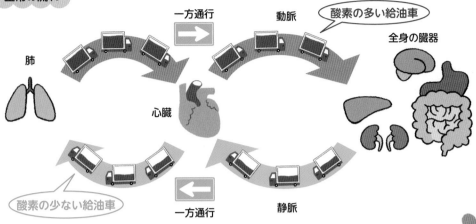

一方通行

動脈

酸素の多い給油車

全身の臓器

肺

心臓

酸素の少ない給油車

一方通行

静脈

必ず一方通行で**酸素の多い給油車**と酸素の**少ない給油車**が混じることはありません。

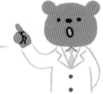

チアノーゼの症状が出る流れ

正常では
酸素の多い給油車しか走らないところに
酸素の少ない給油車が混じっている！！

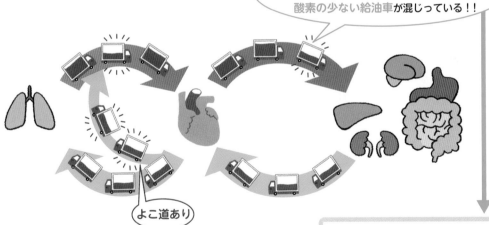

よこ道あり

特に皮膚がうすい
くちびるの色が
わかりやすい

動脈の中に静脈の血液が混じるので
動脈の血液が赤黒くなり
顔色やからだの肌の色が
むらさき色に見える

先天性心疾患は心臓や血管の
形に異常があり、動脈と静脈
の間に**よこ道**があります。

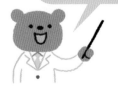

これがチアノーゼの原因

❸チアノーゼになるとどうなるの？

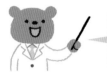
先天性心疾患でチアノーゼの症状がある場合は、24時間いつもチアノーゼの状態です。

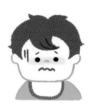
顔色が悪い
特にくちびるがむらさき色

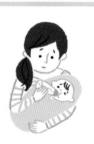
ミルクを飲むのにとても時間がかかる
1回に飲む量も少ない

飲むとゼーゼーと息をする

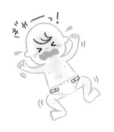
長い時間泣いたりするとふだんよりさらに顔色が悪くなる

動脈の酸素飽和度って何❓

　動脈を走っている給油車（赤血球）に酸素がどれだけ積まれているかを、動脈の**酸素飽和度**といいます※。ふつうの人の酸素飽和度はほぼ100％ですが、チアノーゼがあると100％ではありません。

　3,000mぐらいの高い山に登ると、健康な人でも酸素飽和度が80〜90％まで下がって息苦しい感じがしますが、チアノーゼ性心疾患のこどもは日頃から70〜90％ぐらいで、泣いたりして具合が悪くなったりすると50〜60％になってしまうこともあります。

　いつも**チアノーゼ**であることは、とても苦しいことなのです。

※医療現場では、「SpO₂（percutaneous oxygen saturation、経皮的酸素飽和度）」と書いてあります。

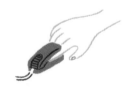
酸素飽和度を測る方法の1つ
指にクリップのような器械をはさむ

高い山に登った時　　いつもチアノーゼのこども
3000メートル
同じぐらい苦しい

❹チアノーゼをそのままにしておくと…？

チアノーゼの症状は、非常に重いものから、あまり気づかれない程度までさまざまですが、少なくとも**チアノーゼ**があれば、心臓か肺に何か病気があることはほぼ間違いありません。必ず、病院で診てもらうようにしましょう。

もし「病院でこどもが『チアノーゼがあります』といわれたけれど…症状はあまりなくて、そのままにしていたのですが…」という場合、どうなっていくのでしょうか？？

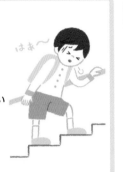

だんだん日常生活が
できなくなる

階段1階分を登るのもつらい
自分で着替えをするのも
息切れする　など

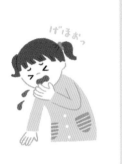

せきをすると血が出る
（血痰_{けったん}）

ふだんからの酸素不足を補うためにからだは酸素を運ぶ赤血球（給油車）をたくさん増やす

⬇

血液がどろどろになる
（給油車が渋滞する）

⬇

こどもで「脳梗塞_{のうこうそく}
（脳の血管がつまる）」
てんかん発作
けいれんなどをおこす

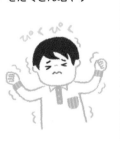

チアノーゼの状態が長い間続くと指先の形が太鼓の「バチ」のように太くなる（バチ指）

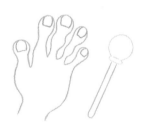

腎臓の働きが悪くなる

⬇

おしっこが少なくなる
からだがむくむ

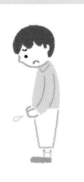

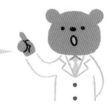

最初は軽いチアノーゼでも、長い間そのままにしているとこのような症状が出てきます。

2 心不全

❶ 心不全って何？

心不全は、心臓の「ポンプ（心室）」が弱くなって、全身に十分な血液を送れなくなることです。こどもの心臓病だけでなく、大人の心臓病でも、悪くなると必ずおこる症状です。

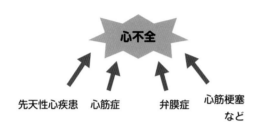

先天性心疾患　心筋症　　弁膜症　心筋梗塞など

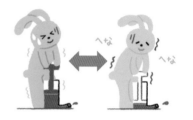

❷ 心不全になるとどうなるの？

心臓は全身のいろいろなところに血液を送っているので、心臓が弱ってしまうと、肺や腎臓などのいろいろな症状が出ます。特に、ここでは赤ちゃんの心不全の症状について説明します。

「顔色が悪い」「手足が冷たい」などの症状は、心臓から送り出す血液が少ないと、脳などの大事なところに優先して血液を送るので、皮膚や手足の先は血液が少なくなるためです。

心不全のおもな症状

顔色が悪い、青白い
なんとなく元気がない

暑くないのに
しっとり汗をかいている
手足が冷たい

まぶたがはれぼったい

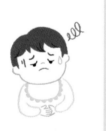

腎臓に行く血液が少ないと、おしっこの量も少なくなり、むくみやすくなります。
むくみは、まぶたなどがわかりやすいです。

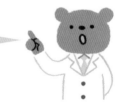

ミルクを飲むのにとても
時間がかかる
1回に飲む量も少ない

飲むとゼーゼーと息をする

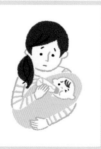

からだが小さい
体重が増えない

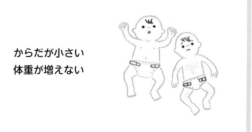

寝ていても呼吸が早い

（ふつうは１分間30回ぐらい
心不全だと50回以上）

呼吸に合わせて
ゼーゼー音がする
鼻がひくひくする

眠りが浅い

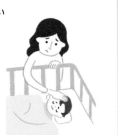

呼吸が苦しそうな時に
だっこをすると
少し楽そうになる
呼吸がゆっくりになる
ゼーゼー音がしなくなる

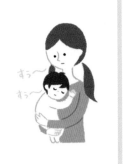

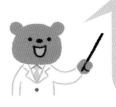

心不全になると、肺にも負担がかかり（肺うっ血）、呼吸が苦しくなります。
横になっているよりも、からだを起こした状態の方が楽なことがあります（起坐呼吸）。

かぜをひきやすく
なかなか治りにくい

→ 肺炎になることも

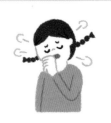

❸心不全をそのままにしておくと…？

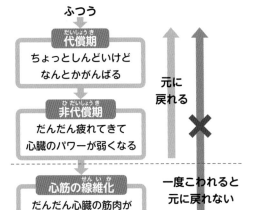

ふつう
↓
代償期（だいしょうき）
ちょっとしんどいけど
なんとかがんばる
↓
非代償期（ひだいしょうき）
だんだん疲れてきて
心臓のパワーが弱くなる

心筋の線維化（せんいか）
だんだん心臓の筋肉が
こわれてくる

元に
戻れる

✕

一度こわれると
元に戻れない

　はじめのうちは、なんとかがんばれるのですが、がんばっている時間が長くなってくると、だんだん心臓のパワーが弱ってきます。さらにその状態が長く続くと、心臓の筋肉（心筋）がこわれてしまいます。

　パワーが弱くなったところまでで、手術をすれば、パワーは元に戻る可能性はありますが、筋肉がこわれてしまってからでは、手術をしても元に戻りません。

注意 ❗

　心不全も**チアノーゼ**も症状が軽ければ、そのままでもしばらくはふつうのこどもと同じように育つこともありますが、適切な時期に手術などの治療を行わないと、手遅れになってしまいます。

　手術をすべき時期は病気やひとりひとりの状態によってちがうので、専門の医師と相談するのが何より大切です。

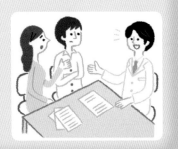

❶先天性心疾患を2つに分けると…

2章のはじめに、先天性心疾患に共通する症状として「チアノーゼ」と「心不全」の2つがある、と説明しましたが（p.14）、**チアノーゼ**の症状があるかないかで病気を2つのグループに分けます。チアノーゼのない病気を**非チアノーゼ性心疾患**、チアノーゼのある病気を**チアノーゼ性心疾患**と呼びます。

先天性心疾患は本当にたくさんの病気の種類があります。表1はたくさんある先天性心疾患の病気の頻度を日本全体で調べた結果です。そして、ここに書かれている病気以外にも、たくさんの病気があります。

表1 先天性心疾患の頻度

●非チアノーゼ性心疾患	
心室中隔欠損症	34.2%
心房中隔欠損症	19.4%
動脈管開存症	10.3%
肺動脈（弁）狭窄症	8.4%
房室中隔欠損症	2.7%
大動脈縮窄症	2.3%
大動脈（弁）狭窄症	1.8%
ほか	

●チアノーゼ性心疾患	
ファロー四徴症	4.3%
両大血管右室起始症	2.3%
完全大血管転位症	1.8%
単心室症	1.5%
総肺静脈還流異常症	1.1%
左心低形成症候群	0.9%
三尖弁閉鎖症	0.6%
エプスタイン病	0.6%
純型肺動脈閉鎖症	0.5%
修正大血管転位症	0.5%
総動脈幹症	0.3%
ほか	

その他の先天性心疾患	5.7%

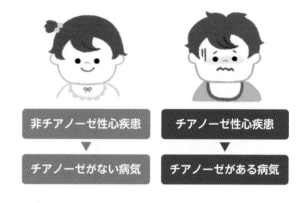

非チアノーゼ性心疾患	チアノーゼ性心疾患
チアノーゼがない病気	チアノーゼがある病気

日本小児循環器学会. 2016年CHD・希少疾患サーベイランス調査結果（2018.12.1確定版）
http://jspccs.jp/wp-content/uploads/rare_disease_surveillance_2016_rev181201.pdf
（2020/6/10閲覧）より引用

たとえば心室中隔欠損症は約300人に1人、総肺静脈還流異常症は約9,000人に1人の確率で生まれる、ということになります。

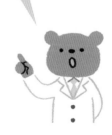

❷非チアノーゼ性心疾患にはどんな病気があるの？

このグループに入る代表的な病気は、おもに4つあります。

> 1　**心房中隔欠損症**
> しんぼうちゅうかくけっそんしょう
> 2　**心室中隔欠損症**
> しんしつちゅうかくけっそんしょう
> 3　**房室中隔欠損症（心内膜床欠損症）**
> ぼうしつちゅうかくけっそんしょう　しんないまくしょうけっそんしょう
> 4　**動脈管開存症**
> どうみゃくかんかいぞんしょう

前のページの表1で色文字で示していますが、この4つの病気が「非チアノーゼ性心疾患」グループのほとんどをしめます。それぞれの病気のくわしい説明は5章でお読みください。ここでは、この4つの病気に共通する特徴について説明します。

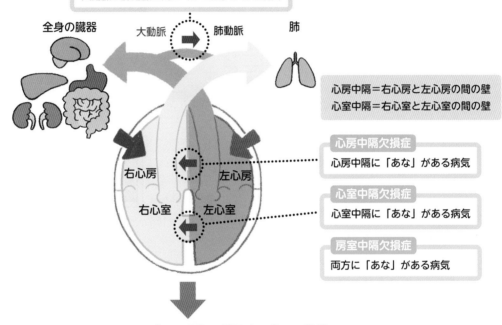

動脈管開存症
大動脈と肺動脈の間に「よこ道」がある病気

全身の臓器　　大動脈　　肺動脈　　肺

心房中隔＝右心房と左心房の間の壁
心室中隔＝右心室と左心室の間の壁

右心房　　左心房
右心室　　左心室

心房中隔欠損症
心房中隔に「あな」がある病気

心室中隔欠損症
心室中隔に「あな」がある病気

房室中隔欠損症
両方に「あな」がある病気

4つの病気に共通する3つの特徴

> **1　心臓の形は正常と同じ**
> 4つの部屋（右心房、右心室、左心房、左心室）の並び方、大動脈、肺動脈の形も正常と同じ

> **2　「よこ道」や「あな」がある**
> 心臓の形は正常だが、部屋と部屋の間の壁などに「よこ道」や「あな」があることで正常とはちがう血液の流れがある

> **3　肺血流量が増える**
> （→このあとくわしく説明）

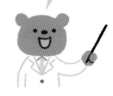

この中でも一番大事なのは、**3 肺血流量が増える**ことです。

❸肺血流量が増えるってどういうこと？

ここで1章で説明した「心臓の中の血圧」（p.11）の話を思い出しましょう。**右心室の血圧と、左心室の血圧は差がある**というところがポイントです。

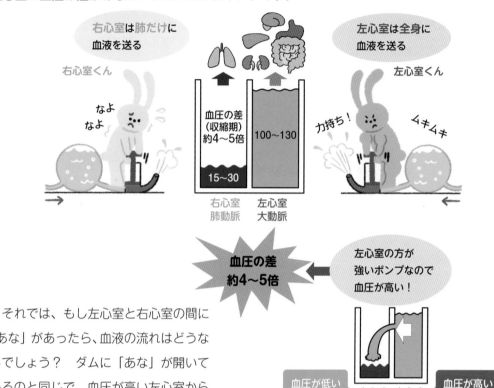

それでは、もし左心室と右心室の間に「あな」があったら、血液の流れはどうなるでしょう？　ダムに「あな」が開いているのと同じで、血圧が高い左心室から血圧の低い右心室に向かって、血液はもれてしまいます。また、「あな」の大きさが大きいほど、もれる血液の量は多くなります。

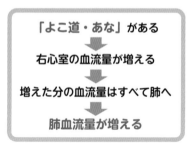

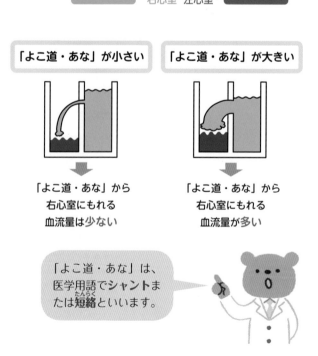

非チアノーゼ性心疾患グループのおもな4つの病気は、**すべてに「よこ道・あな」があり、肺血流量は増えます**。

❹肺血流量が増えるとどうなるの？

肺血流量が増えると、おもに**肺高血圧**と**心不全**の2つになります。どうして肺高血圧や心不全になるのかは、このあとくわしく説明します。

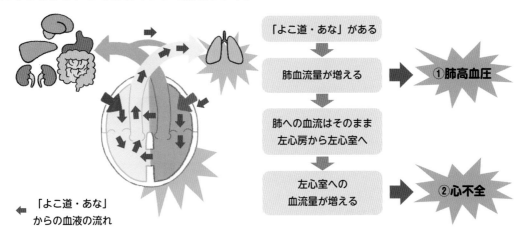

「よこ道・あな」がある
↓
肺血流量が増える → ①**肺高血圧**
↓
肺への血流はそのまま
左心房から左心室へ
↓
左心室への
血流量が増える → ②**心不全**

← 「よこ道・あな」
からの血液の流れ

❺肺高血圧って何？

まずどうして肺血流量が増えると**肺高血圧**になるのでしょうか？　ふだんよく聞く**高血圧**の原因とくらべてみましょう。

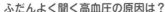

高血圧＝からだの動脈の血圧が高い

ふだんよく聞く高血圧の原因は？

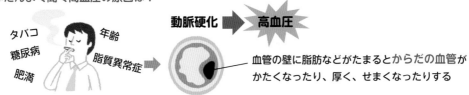

タバコ　年齢
糖尿病　脂質異常症
肥満

動脈硬化 → **高血圧**

血管の壁に脂肪などがたまるとからだの血管が
かたくなったり、厚く、せまくなったりする

肺高血圧＝肺の動脈の血圧が高い

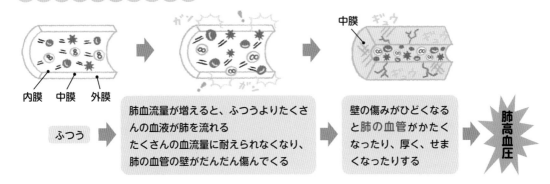

中膜　ギュウ

ガン

内膜　中膜　外膜

ふつう →

肺血流量が増えると、ふつうよりたくさんの血液が肺を流れる
たくさんの血流量に耐えられなくなり、肺の血管の壁がだんだん傷んでくる

→

壁の傷みがひどくなると肺の血管がかたくなったり、厚く、せまくなったりする

→ **肺高血圧**

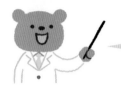

❻肺高血圧になるとどうなるの？

肺高血圧になると、**手術が難しくなったり、手術をしたあとも状態がよくならなかったりする**ことがあります。そのおもな原因は3つあります。

▶肺が感染に弱くなる

　肺が感染（細菌やウイルス）に弱くなり、ちょっとしたかぜをこじらせて肺炎になって、なかなか手術ができなかったり、手術ができないためにさらに病状が悪くなったりしてしまうこともあります。

▶肺高血圧発作になりやすくなる

　強くせき込んだり、長い間泣いたり、息こらえをしたりすると、これらをきっかけに肺の血管がけいれんを起こして、肺に血液が流れにくくなるのが**肺高血圧発作（肺高血圧クリーゼ）**です。

　肺高血圧があると、手術前や、手術をしてからもしばらくの間は肺高血圧発作をおこすことがあります。最悪の場合、この発作で命を落とすこともあります。

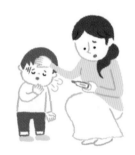

血管がけいれんをおこしてせまくなる

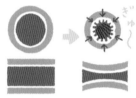

肺高血圧発作（肺高血圧クリーゼ）

▶アイゼンメンゲル（Eisenmenger）症候群

　肺の血管の傷みがひどくなると、最後には肺動脈の血圧が大動脈の血圧より高くなってしまいます。このような状態を**アイゼンメンゲル（Eisenmenger）症候群**とよびます。

　この状態になると、もともとチアノーゼのない「非チアノーゼ性心疾患」でも、酸素の少ない血液が酸素の多い血液の方に流れてしまうために、**チアノーゼ**になってしまいます。ここまで悪くなると、手術をすること自体が難しくなります。

酸素の少ない血液が酸素の多い血液に混じりチアノーゼがおきる

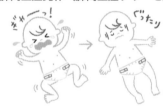

右心室　左心室　　　　右心室　左心室

「あな」があればふつうは左心室→右心室に流れるが…

肺高血圧が進むと肺動脈＝右心室の圧力が高くなり最後は逆転する

アイゼンメンゲル症候群

❼なぜ心不全になるの？

　肺血流量が増えることで、肺高血圧と心不全になる、と説明しましたが（p.23）、なぜ心不全になるのでしょうか？　せっかく左心室や左心房まで流れた血液が、**よこ道**や**あな**からもれて、血液が右心房・右心室に戻ってしまい、戻ったぶん肺血流量が増えますが、それだけでなく左心室の血流も増えます（ただし、心房中隔欠損症は左心室に行く前に右心房に血流が戻るため、左心室の血流は増えません）。たくさんの血液がポンプに流れ込むと、ふつうよりたくさんの仕事をしなければならず、長い間続くと、だんだん疲れてき

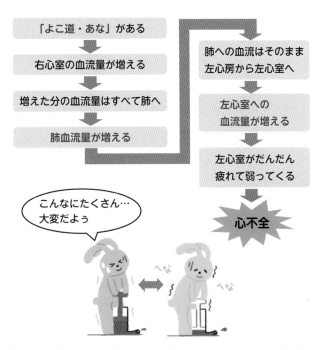

てポンプのパワーが落ちてきてしまいます。左心室のポンプのパワーが落ちてくることで心不全になります（「心不全のおもな症状」p.18）。

❽手術のタイミングは？

　肺高血圧や**心不全**になるまでにどれぐらいかかるかは、**「よこ道」**や**「あな」の大きさ**によります。「よこ道」や「あな」が大きいほど、早く肺高血圧や心不全になるため、早めに手術が必要になります。

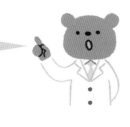

「よこ道」や「あな」の大きさによって、赤ちゃんの間に手術をすすめられることもあれば、「小学校入学前には手術を…」「しばらく様子をみましょう」といわれることもあります。

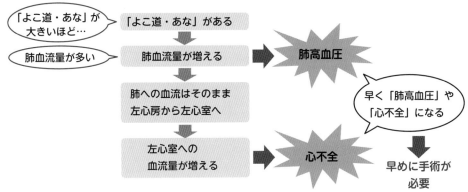

4 「チアノーゼ性心疾患」グループの病気

「非チアノーゼ性心疾患」とくらべると、「チアノーゼ性心疾患」の方が重い病気が多いです。その理由はおもに**3つ**あります。

❶同じ病気のこどもが少ない

「チアノーゼ性心疾患」グループは、同じ病気のこどもがとても少ない病気が多いです。同じ病気のこどもがたくさんいればその病気を診たことのある先生もたくさんいますし、たくさんの経験の中からいい治療・手術のしかたがわかっています。しかし、同じ病気のこどもが少ないと、いい治療・手術のしかたがはっきりとわかっていなかったり、治療・手術が難しい場合もあります。

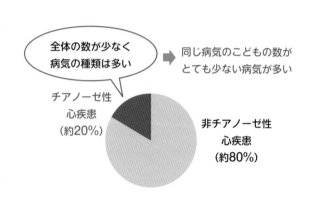

全体の数が少なく病気の種類は多い　→　同じ病気のこどもの数がとても少ない病気が多い

チアノーゼ性心疾患（約20%）

非チアノーゼ性心疾患（約80%）

❷チアノーゼがある

「チアノーゼ性心疾患」は「チアノーゼがある」病気のグループです。チアノーゼについては、この章のはじめに説明しましたが、いつもチアノーゼの状態、つまり、いつもからだが酸素不足の状態でいることは、とても苦しいことです。

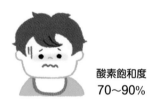

酸素飽和度70〜90%

❸心臓の形が正常とかなりちがう

「チアノーゼ性心疾患」は「非チアノーゼ性心疾患」より心臓の形が正常とかなりちがうことが多く、正常からかけ離れているほど、手術は難しくなります。

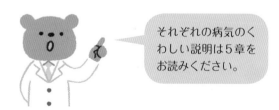

それぞれの病気のくわしい説明は5章をお読みください。

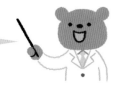

2章でお話してきたことをまとめると……

✓　先天性心疾患はだいたい100人に1人

✓　おもな症状は「チアノーゼ」と「心不全」

✓　先天性心疾患はチアノーゼが「ない病気」と「ある病気」で大きく2つのグループに
　　分けられる

　　　チアノーゼがない病気 = 非チアノーゼ性心疾患
　　　チアノーゼがある病気 = チアノーゼ性心疾患

✓　先天性心疾患全体の80%ぐらいが「非チアノーゼ性心疾患」

✓　**非チアノーゼ性心疾患**のグループの代表的な病気は「心房中隔欠損症」「心室中隔欠
　　損症」「房室中隔欠損症」「動脈管開存症」の4つがある

　　　　　　　　　　　　　　　↓

　　　この4つの病気の共通する特徴は、肺血流量が増える病気で、「よこ道」や
　　　「あな」が大きいほど、肺血流量が多くなり肺高血圧になりやすいため、手
　　　術が早めに必要になる

✓　**チアノーゼ性心疾患**のグループの病気は、先天性心疾患全体の20%ぐらいで、病気
　　の種類もたくさんあるため、同じ病気のこどもが少なく、生まれた時からチアノーゼ
　　があり、心臓の形が正常とはかなりちがうことが多いため、非チアノーゼ性心疾患の
　　病気にくらべて重い病気であることが多い

3章 心臓手術の流れ

　心臓の手術は、手術室に入ってから手術が終わって手術室を出るまでに、短い手術でも3〜4時間、長い場合は8〜10時間以上かかります。手術が終わるのを待つ家族にとっては、とても長く不安な時間です。そんなに長い時間、手術室ではいったい何をしているのでしょうか？

心臓手術
- 人工心肺を使う＝**開心術**（かいしんじゅつ）
- 人工心肺を使わない＝**非開心術**（ひかいしんじゅつ）

心臓の手術は
大きく分けて
2種類あります。

3章では人工心肺を使う「開心術」の一般的な手術の流れについて説明します。

（人工心肺についてはこの章で説明します）

手術室へ

　手術室に入る予定時間に合わせて、入院している一般病棟を出発します。

　手術室に入る前に、家族とともに、医師や看護師で、患者さんの名前やからだのどの部分を手術するかなどを確認します。

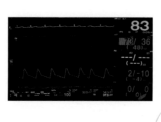

はい。そうです。

病棟の看護師

手術室

〇〇△△くんですね？

手術室の看護師　　外科医

手術の準備❶ モニターをつける

　手術室に入ったら、心臓が動いているか、血圧は安定しているか、呼吸ができているかなどを確認するためのシールなどをからだにつけて、**モニター**とよばれるテレビのような画面に映し出します。
モニターは、手術にかかわるスタッフが手術中ずっと見ながら、安全に手術が行われているかを確かめるのに必要なものです。

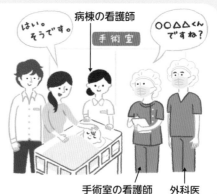

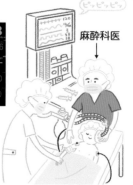

ピッ･ピッ･ピッ

麻酔科医

手術の準備❷麻酔を始める

　手術では必ず**麻酔**を行います。

　麻酔には、**局所麻酔**と**全身麻酔**の2種類があります。

　からだの表面の病気の処置をしたり、キズを縫ったりする時は、その部分の痛みをとることで手術をします。手術をする部分だけ（局所）に麻酔をするので、**局所麻酔**といいます。

　これに対して、心臓や胃や腸、脳などからだの中を手術する時は、ふつうは眠った状態で行います。これが**全身麻酔**です。

　心臓の手術は、基本的に「全身麻酔」です。

全身麻酔は何のためにするの？

鎮痛	鎮静
痛みをなくす	眠った状態にして、手術中のイヤな記憶を残さないようにする

有害反射の抑制	筋弛緩
防御するためのからだの正常な働きが、手術をしにくくすることがあるため、それを抑える	安全に手術をするために、からだを動かない状態にする

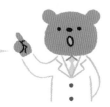

それぞれの目的のための薬があり、それを組み合わせて麻酔をします。

　麻酔のくわしい話は、手術前に麻酔科医が必ず説明します。説明をよく聞いて、麻酔についてわからないことがあれば麻酔科医に質問しましょう。

手術の準備❸気管挿管

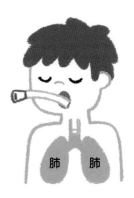

肺　　肺

　全身麻酔でからだが動かないようにする薬（筋弛緩剤）を使うため、呼吸をするための筋肉も動かなくなってしまいます。そのため、手術をしている間は、機械で呼吸を助けます。機械で呼吸を助けることを**人工呼吸**といい、助ける機械のことを**人工呼吸器**といいます。

　口から肺の入り口まで、空気の出し入れが確実にできるように、チューブを入れます。チューブを入れることを**気管挿管**といいます。

手術の準備❹点滴やカテーテルの準備

　手術の時には、薬をからだの中にすぐ入れられるように細い管を入れておきます。これを**点滴**や**カテーテル**といいます。

　心臓の手術では、心臓の動きを助ける薬（強心剤）など、たくさんの薬を使うため、その分たくさんの点滴が必要です。

心臓の手術で使う点滴・カテーテルなど

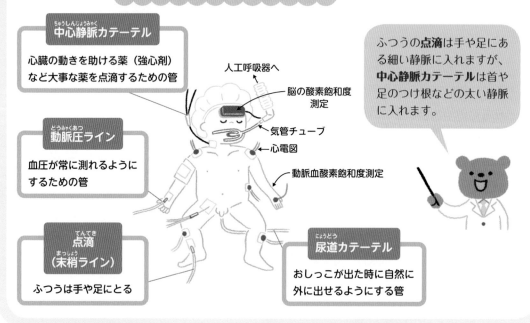

中心静脈カテーテル
心臓の動きを助ける薬（強心剤）など大事な薬を点滴するための管

動脈圧ライン
血圧が常に測れるようにするための管

点滴
（末梢ライン）
ふつうは手や足にとる

人工呼吸器へ

脳の酸素飽和度測定

気管チューブ

心電図

動脈血酸素飽和度測定

尿道カテーテル
おしっこが出た時に自然に外に出せるようにする管

> ふつうの**点滴**は手や足にある細い静脈に入れますが、**中心静脈カテーテル**は首や足のつけ根などの太い静脈に入れます。

手術の準備❺消 毒

　すべての準備が終わったら、皮膚を消毒します。

　目に見えませんが、実はふだんから皮膚には**常在菌**とよばれる菌がたくさんついています。これが、からだの中に入らないように、手術をする部分とそのまわりをていねいに消毒します。

　消毒が終わったら、**滅菌**（菌がいない状態に消毒すること）された布で手術をする部分のまわりをおおって、清潔な状態で手術を行います。手術をする医師や看護師も、マスクとぼうしをかぶり、ていねいに手を消毒して、滅菌された上着を着て手術を行います。

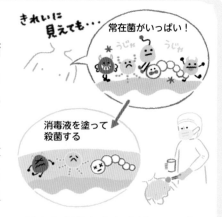

きれいに見えても・・・　常在菌がいっぱい！

消毒液を塗って殺菌する

注意

　こどもはからだが小さいため、点滴やカテーテルを入れるのが大人よりも難しく、時間がかかります。ここまでの準備だけで、およそ1時間かかります。点滴やカテーテルがどうしても入れられない場合は、手術を安全に行うことを最優先に判断して、**やむを得ず手術を中止する場合もあります。**

> それでは、いよいよ手術です。

手術❶皮膚を切る〜心臓が見える状態にする

　皮膚のどこを切るのかは、手術の内容によってちがいます。一番多いのは、胸の真ん中をタテにまっすぐに切る**正中切開**（せいちゅうせっかい）です。わきの下あたりを切る**側開胸**（そくかいきょう）という方法もあります。

　キズは、なるべく目立たず、なるべく小さくするように心がけていますが、小さくしすぎると手術がやりにくくなり、手術を安全に行えないことがあります。手術を安全に行うことを最優先に考えて、切る長さや場所を決めています。

正中切開　　側開胸

> 側開胸は手術の方法によって右・左どちらかになる。切り方もいくつかある。

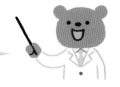

> どの場所をどれぐらい切るのかは、手術によってちがうので、手術の説明の時に医師に確認してください。

　皮膚を切ると、すぐに心臓が見えるわけではありません。心臓は**肋骨**（ろっこつ）、**胸骨**（きょうこつ）と**脊椎**（せきつい）（＝背骨）という「骨のかご」に大切に守られています。このかごを開けてはじめて、心臓の手術ができます。

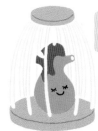
心臓は大事な「箱入り娘 !?」

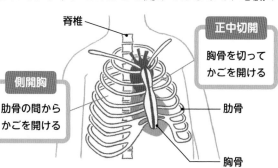
脊椎

正中切開
胸骨を切ってかごを開ける

側開胸
肋骨の間からかごを開ける

肋骨

胸骨

手術❷ 人工心肺を始める

　心臓が止まってしまったら、からだに血液が流れなくなってしまいます。心臓の手術をするためには、手術をしている間、心臓のかわりをしてくれるものが必要です。それが**人工心肺**です。

たとえば、脳に5分間血液が流れなければ、脳はこわれ始めてしまいます。

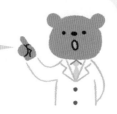

人工心肺のしくみ

脱血管（だっけつかん）：全身の血液が戻ってくるところ（上・下大静脈または右心房）に管を入れる

送血管（そうけつかん）：大動脈に全身へ血液を送るための管を入れる

貯血槽

人工肺

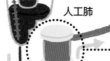

ぐるぐる

人工肺 ＝「肺」のかわり

からだから戻ってきた血液は酸素が少ない状態

↓

心臓の手術中は肺にも血液を流せないので、肺のかわりに、血液の中の酸素を増やして二酸化炭素を減らす働きをする

血液ポンプ ＝「心臓」のかわり

心臓のかわりに、機械のポンプで全身に血液を送り出す

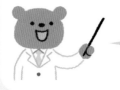

名前のとおり、おもに**心臓**と**肺**のかわりをする機械です。実際の回路は複雑ですが、大事な部分だけを描くとこのイラストのようになります。

注意 ⚠

　開心術は**人工心肺**なしで心臓の手術はできませんが、自然な状態とはちがい、あくまで**機械**なので、からだにとって悪い影響がいくつかあります。人工心肺を長い時間使うほど、悪い影響は大きくなります（p.82〜84）。

心筋保護液って何？

　心臓の中の手術をする時、心臓の動きを止めるために**心筋保護液**という薬を使います（手術の内容によって、使わない場合もあります）。

　心筋保護液の働きは、大きく2つあり、1つは「心臓の動きを止めること」ですが、もう1つは名前のとおり「**心臓の筋肉**（心筋）が傷まないように**保護**すること」です。

　動き続けていることが当たり前の心臓の動きを止めることは、心臓にダメージを与えます。心筋保護液を使っても、心臓のダメージを完全になくすことはできません。心臓を止めている時間が長くなるほど、そのダメージは大きくなります。

手術❸心臓の手術を行う

　人工心肺が正常に動いていることを確かめてから、心臓の手術を始めます。

　手術の内容は病気によってちがい、同じ病気でもちがう手術のこともあります（p.66）。手術時間も、手術の内容によってまったくちがいます。手術の内容や時間については、手術の説明を受ける時に担当の医師に確認してください。

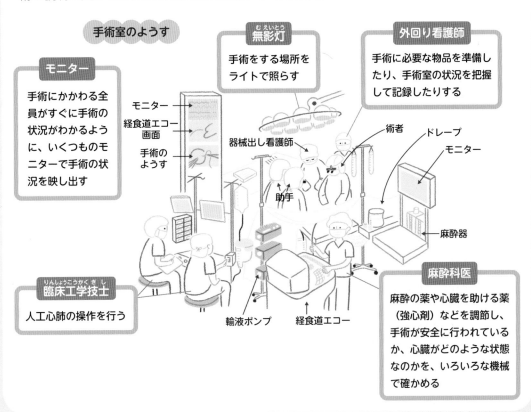

手術室のようす

無影灯
手術をする場所をライトで照らす

外回り看護師
手術に必要な物品を準備したり、手術室の状況を把握して記録したりする

モニター
手術にかかわる全員がすぐに手術の状況がわかるように、いくつものモニターで手術の状況を映し出す

モニター
経食道エコー画面
手術のようす

器械出し看護師
助手
術者
ドレープ
モニター
麻酔器

臨床工学技士
人工心肺の操作を行う

輸液ポンプ
経食道エコー

麻酔科医
麻酔の薬や心臓を助ける薬（強心剤）などを調節し、手術が安全に行われているか、心臓がどのような状態なのかを、いろいろな機械で確かめる

手術❹人工心肺を終了する

　心臓の手術が終わったら、動きを止めていた心臓をまた動かして、自分の心臓で全身に血液を送れるようにしていきます。

　再び動き始めたばかりの心臓は、最初は動きがにぶく、心臓だけで十分に全身へ血液を送り出せるほどのパワーがありません。心臓の動きがよくなるまで人工心肺を使って、心臓のかわりに全身に血液を送ります。

　時間がたつと、だんだん心臓の動きがよくなっていきます。**強心剤**などの薬を使って、心臓の動きを助けながら、心臓の動きがよくなってきたら、少しずつ人工心肺のサポートを減らします。

　人工心肺のサポートなしで、自分の心臓で全身に血液を送り出せる状態になったことを確認したら人工心肺を終了し、心臓と人工心肺をつないでいた管をはずします。

止まっていた心臓は、心臓の筋肉に**血液**を流すことで、再び動き出します。これは心臓の神秘です。

> おはよう…
> まだ、
> ねむいなぁ

たくさん送る

> じゃあ、もう少し元気になるまでがんばるよ！

> だいぶ元気になってきた！
> もうボクだけで大丈夫だよ！

STOP

ドクン　ドクン

> じゃあ、
> ボクはもう
> いらないね！

注意

　まれに、心臓の動きが悪く、心臓だけでは全身へ十分な血液を送り出すことができない場合があります。その時は、人工心肺または心臓を補助する機械を使ったまま集中治療室に移動することがあります（「心不全」p.86）。

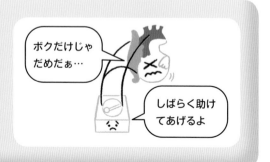

> ボクだけじゃ
> だめだぁ…

> しばらく助けてあげるよ

このあとは、手術を終えるための準備を行っていきます。

❶止血をする

ケガをすると血が出るように、手術をすると必ず血が出ます。

特に心臓の手術では、人工心肺を使うために血液が固まりにくくなる薬を使うので、血が出やすくなっています（「出血」p.90）。

血がたくさん出ている状態で手術を終わらせると、血管の中の血液がどんどん減ってしまうので、必ず出血を止めます（止血）。

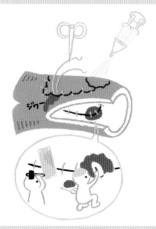

血管の外から：糸で縫ったり、くっつける働きをする薬を塗ったりする

血管の中から：血液中の血小板や凝固因子がキズをなおす働きをする

❷ドレーンを入れる

キズを縫ったらしばらく血がにじむように、心臓の手術で縫ったキズも、しばらく血がにじみます。そのにじみ出た血が心臓のまわりにたくさんたまってしまうと、心臓を圧迫して心臓の動きが悪くなってしまうため、心臓のまわりにたまった血液をからだの外に出せるように、管を入れておきます。この管を**ドレーン**といいます。

手術のあと数日間、これを入れたままにしておきます（期間は状況によってかなり変わります）。血のにじみが少なくなり、心臓のまわりに血液がたまっていないことを確認してから、その管を抜きます。

心臓も肺も「ふくろ」に入っている

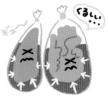

手術のあと出血が「ふくろ」の中にたまると、きゅうくつになって働きが悪くなる

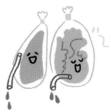

「ふくろ」の中にたまったものを外に出すのがドレーン

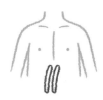

実際には、このような感じで入っている

❸一時的ペースメーカーリードを入れる

心臓の手術のあとは不整脈がおこりやすい状態になります（「不整脈」p.94）。危険な不整脈がおこった時や、脈が遅くなった時、心臓が止まりそうになった時のために、からだの外から心臓に電気の「ムチ」を打つことで心臓を動かすために、電気回路の「リード線」のようなものを心臓の表面に縫い付けて、からだの外までリード線がつながった状態にしておきます（これを「**一時的ペースメーカーリード**」といいます）。

ペースメーカーというと「からだの中に機械を入れること」を想像するかもしれませんが、手術のあとの**一時的ペースメーカーリード**は、あくまで「一時的」なものです。心臓の状態が落ち着いて不整脈が出ないようであれば、退院するまでに抜きます。

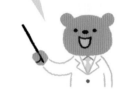

手術によって、一時的ペースメーカーを使わないこともあります。

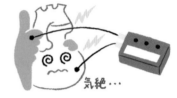

気絶…

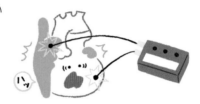

ハッ

注意 ⚠

まれに、手術のあと不整脈が続いたり、脈が遅い状態が続いたりした時は、からだの中に機械を入れる**植え込み型永久ペースメーカー**が必要になることもあります。

❹キズを閉じる

最後に、もう一度出血がないかを確認したら、まず「骨のかご」を閉じます。骨を切って手術をした時は、糸や針金で骨と骨をくっつけて固定します。

皮膚は、ほとんどのキズは抜糸の必要がないように、時間がたつととける素材の**吸収糸**で縫います（皮膚の状態などによってはそうでない場合もあります）。

埋没法

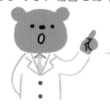

抜糸がいらない縫い方を**埋没法**といいます。

注意

　ふつう、骨も皮膚も閉じてから手術を終了します。しかし、生まれたばかりの赤ちゃんに大きい手術をした時や、手術のあとの状態が不安定な時に、骨と骨の間を開けたままにして、手術を終了することもあります。これは、骨を閉じると心臓の動きがさらに悪くなってしまうため、骨を閉じることができないからです。

　このような場合は、手術のあとしばらく集中治療室で治療をして、心臓の調子がよくなり、むくみがとれて、骨を閉じても心臓に負担がかからない状態になってから、骨と皮膚を閉じることもあります。

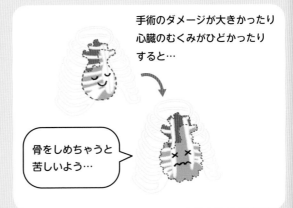

手術のダメージが大きかったり心臓のむくみがひどかったりすると…

骨をしめちゃうと苦しいよう…

集中治療室（ICU）へ

　心臓手術のあとは、ほとんどの人が集中治療室に入ります（からだに負担の少ない手術では一般病棟に戻る場合もあります）。

　集中治療室に入ったあと、点滴など身の回りを整えて、安定した状態になったら、家族の方に面会していただきます。この時に、執刀医（手術をした医師）または担当の医師が手術の内容、手術のあとの状態などを説明します。

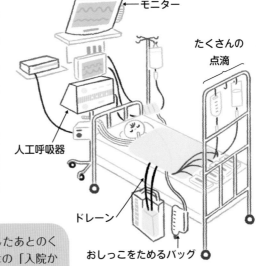

モニター

たくさんの点滴

人工呼吸器

ドレーン

おしっこをためるバッグ

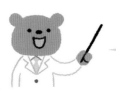

集中治療室に移動したあとのくわしい説明は、7章の「入院から退院までの流れ」で説明します。

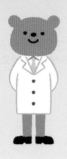

4章 先天性心疾患の手術で大切なこと

次の5章では、先天性心疾患のいろいろな病気と治療法について説明しますが、それを読む前にいくつかおさえておいてほしいことがあります。4章では、いろいろな先天性心疾患の手術に共通して大切なこと、手術の方法についての全体像などを説明します。

1 注意してほしいこと

❶「先天性心疾患」といわれる病気はたくさんある！

　先天性心疾患といわれる病気は、おもなものだけでも40〜50種類あります。5章では、その病気のこどもの数が多いほうから**20種類の病気だけ**について説明しています。告げられた病気の説明がない時は、担当の先生の説明をよく聞いてください。

❷病名が1つではないことがよくある

　担当の先生から病名を告げられる時、たくさんの病名をいわれることがあります。心臓の中や、血管の形に異常があると、そのひとつひとつに病名がつくためです。たくさん病名がある時、その中でも**一番大事な病名**があります。一番大事な病名がわからない場合は、担当の先生に確認してみてください。

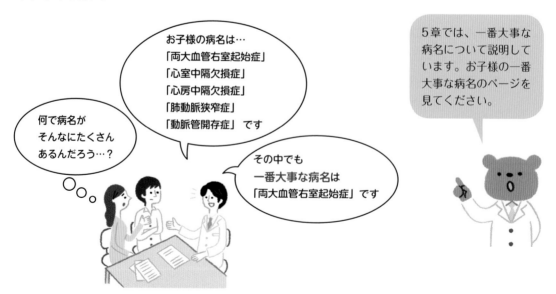

お子様の病名は…
「両大血管右室起始症」
「心室中隔欠損症」
「心房中隔欠損症」
「肺動脈狭窄症」
「動脈管開存症」 です

何で病名がそんなにたくさんあるんだろう…？

その中でも一番大事な病名は「両大血管右室起始症」です

5章では、一番大事な病名について説明しています。お子様の一番大事な病名のページを見てください。

❸担当の先生の説明を最優先に

病院での説明が、この本に書かれていることとちがう場合があると思います。その時は、必ず**担当の先生の話を最優先にして聞いてください。**

同じ病名でも、病院や医師によって治療法の意見が分かれることもありますし、ちがう治療法でも必ずしもどちらかが優れているか、まだはっきりわかっていないこともあります。また、同じ病名でも、状態によって治療法がちがうこともあります。

お子様のことを一番よく知っているのは、いつも診てくれている先生です。この本やインターネットなどの情報と担当の先生からの説明がちがったとしても、まずは担当の先生によく相談してください。もし「ちがう先生の意見が聞きたい」と思った時には、**セカンドオピニオン**という制度があります。

セカンドオピニオンって何❓

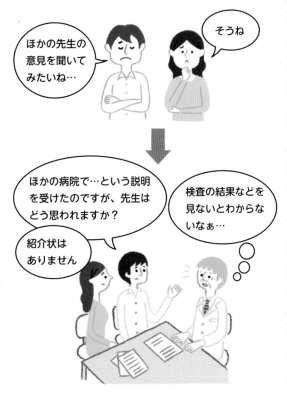

いつも診てもらっている担当の先生以外の先生に相談して意見を聞くことができる制度を**セカンドオピニオン**といいます。

いつもの先生に「他の先生にも相談してみたい」「他の先生の意見も聞いてみたい」と伝えると、今までの経過や検査結果などをまとめたお手紙（紹介状）を作ってもらえるので、それを別の病院の先生に見てもらうことで他の先生の意見を聞くことができます。

ここで大事なことは、いつも診てもらっている先生に必ず相談するということです。自分で本やインターネットなどで探して、**紹介状を持たずに別の病院にかかることは「セカンドオピニオン」とはいいません。**その場合、前の病院で行った検査と同じ検査をまた別の病院ですることになり、患者さんのからだの負担となったり、検査を待っている間に病状が悪くなったりすることがあります。

「担当の先生との関係が悪くなるのでは？」と心配になるかもしれませんが、多くの医師はセカンドオピニオンを聞くことは一般的なことと理解しています。直接言いにくい時は、病院によってはセカンドオピニオンを別の窓口で対応していたり、医療相談室があったりするので、かかっている病院でたずねてみてください。

2 こどもの心臓手術が難しいのはなぜ？

❶からだが小さいから

心臓や血管が小さく、細かい作業が必要となるため、それだけ手術は難しくなる

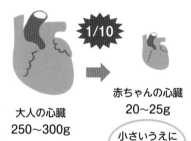

大人の心臓
250〜300g

赤ちゃんの心臓
20〜25g

小さいうえに
未熟で弱い

大人は心臓の弁や血管がこわれたら、それを交換する人工の部品（人工弁、人工血管など）があるが、小さいこどもにちょうどいいサイズがないことが多い

→人工の部品との交換ができなかったり、やむをえず大きいサイズの部品を使用したりすることがある

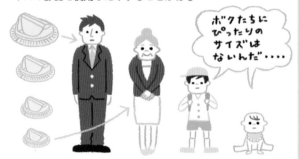

ボクたちに
ぴったりの
サイズは
ないんだ‥‥

人工心肺に関しても、からだが小さいことが不利になる（人工心肺については p.32）

人工心肺の回路は、最初は水分で満たす。人工心肺を使いはじめると、血液と水分が混ざり合う

水分の割合が多いほど、血液はうすくなる

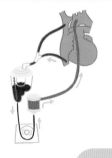

体重 60kg の大人の場合

からだの血液の量：3,000mL
回路を満たすために足す液体の量：1,000mL
とすると…

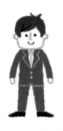

| 血液 | 3,000mL |
| 水分 | 1,000mL |

約1.3倍
うすくなる

体重 3kg の赤ちゃんの場合

からだの血液の量：240mL
回路を満たすために足す液体の量：320mL
とすると…

からだが小さいほど
血液はうすくなる！

貧血になりやすく
輸血が必要になりやすい

回路はからだの大きさに合わせて数種類ありますが、回路を小さくするのに限界があります。

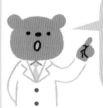

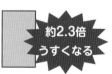

| 血液 | 240mL |
| 水分 | 320mL |

約2.3倍
うすくなる

❷成長するから

大人になってからはからだは成長しませんが、こどもは成長して、からだが大きくなります。

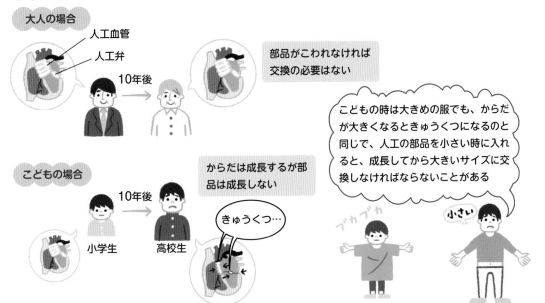

大人の場合

人工血管
人工弁

10年後

部品がこわれなければ
交換の必要はない

こどもの場合

10年後

小学生　高校生

からだは成長するが部
品は成長しない

きゅうくつ…

こどもの時は大きめの服でも、からだ
が大きくなるときゅうくつになるのと
同じで、人工の部品を小さい時に入れ
ると、成長してから大きいサイズに交
換しなければならないことがある

ブカブカ　小さい

❸生まれつきの病気だから

　先天性心疾患の中には、正常ではあるべきものが**足りない**病気がたくさんあります。**戻す**より
も、もともとないものを**作る**方が難しいことです。

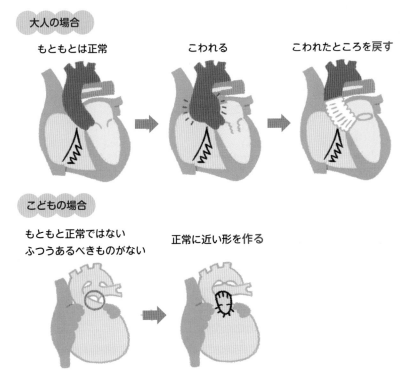

大人の場合

もともとは正常　　こわれる　　こわれたところを戻す

こどもの場合

もともと正常ではない
ふつうあるべきものがない

正常に近い形を作る

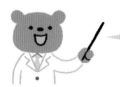

少し難しい言葉が出てきますが、とても重要なところです。

❶ポイント1 「血圧」「血流量」と「血管抵抗」の関係

突然ですが、「オームの法則」というのを習ったのを覚えているでしょうか？ 「急に『オームの法則』なんて、心臓の話と何の関係があるの？」と思われたかもしれませんが、実はからだの中は「オームの法則」と同じことがあてはまります。

オームの法則

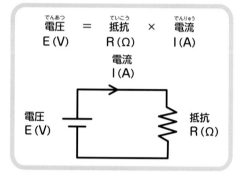

からだの中では…

| でんあつ 電圧 | ➡ | けつあつ 血圧 |

血圧を生み出すのは
心臓のポンプ＝心室

| ていこう 抵抗 | ➡ | けっかんていこう 血管抵抗 |

血管抵抗は血管の
やわらかさや通りやすさ

| でんりゅう 電流 | ➡ | けつりゅうりょう 血流量 |

血管を流れる血液の量が
血流量

血管抵抗が**低い**
　＝血管がやわらかい
（健康）
血管抵抗が**高い**
　＝血管がかたい、細い
（傷んでいる）
ということです。

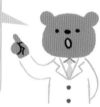

からだの中を「オームの法則」で表すと…

血圧を生み出すポンプ＝心室
左心室の方が右心室よりも力
強い（p.11）

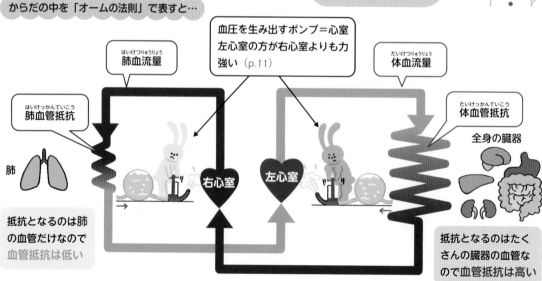

はいけつりゅうりょう
肺血流量

はいけっかんていこう
肺血管抵抗

たいけつりゅうりょう
体血流量

たいけっかんていこう
体血管抵抗

全身の臓器

肺

右心室　左心室

抵抗となるのは肺
の血管だけなので
血管抵抗は低い

抵抗となるのはたく
さんの臓器の血管な
ので血管抵抗は高い

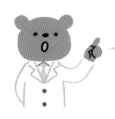

「血圧」「血管抵抗」「血流量」は、オームの法則と同じように計算して、数値で表すことができます。その数値は手術方針を決める時にとても重要です。

▶「肺血流量」と「体血流量」の比率が手術のタイミングの目安になる病気

「非チアノーゼ性心疾患」は、「あな」が大きいほど肺血流量が増えて、肺の血管の壁が傷んでかたくなり、肺高血圧になる、と説明しましたが（p.23）、オームの法則を使って計算すると、「肺血流量が体血流量に対してどれぐらい増えているか？」を数値で表すことができます。

特に「心房中隔欠損症」や「心室中隔欠損症」は、この数値が、手術をするべきか、いつ頃手術をした方がよいか、を判断する目安になります。

あなが小さい　　　　あなが大きい

あなが大きいほど
肺血流量は増えて
肺血管抵抗が上がりやすい

▶「肺血管抵抗」が手術ができるか、できないかの決め手になる病気

「肺血管抵抗」の数値は「どれぐらい肺の血管が傷んでいるか？　かたくなっているか？」の目安になります。

「非チアノーゼ性心疾患」を長い間そのままにしていると、肺の血管が傷んで肺血管抵抗が高くなり手術ができなくなります。

また、このあとにくわしく説明しますが、根治手術がフォンタン手術の場合、肺血管抵抗が高ければ手術しても血液がうまく流れず、手術の危険性が高まります。

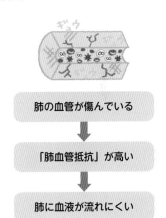

肺の血管が傷んでいる

「肺血管抵抗」が高い

肺に血液が流れにくい

ほとんどの病気において、手術の前にカテーテル検査などを行って、これらの数値を測ります。その結果にもとづいて、手術をいつするべきか、どんな手術をするべきか、手術の危険性はどれぐらいか、などがわかります。

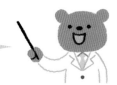

❷ポイント2　肺血流量は増えているか？　減っているか？

▶修復術と姑息手術

　手術は1回ですむのが一番いいのですが、身体が小さすぎて手術が難しかったり、病気によっては1回で手術をするのが難しかったりするために、**数回に分けて手術を行う**ことが、こどもの心臓手術ではよくあります（ここからは「手術が2回以上必要」と説明された方だけがお読みください）。

修復術 (しゅうふくじゅつ) ➡	目標となる手術
姑息手術 (こそくしゅじゅつ) ➡	1回で修復術ができない時にその前の準備となるような手術

3回に分けて手術が必要な場合…

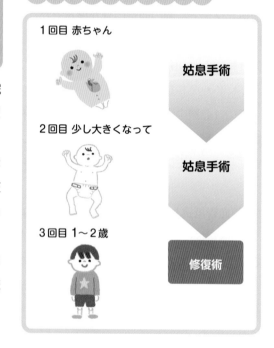

1回目 赤ちゃん
姑息手術

2回目 少し大きくなって
姑息手術

3回目 1〜2歳
修復術

　姑息手術という呼び方は、昔は重症な病気を完全に治すことができず、**チアノーゼ**や**心不全**などの症状を軽くするための、いわゆる「姑息的な、その場しのぎの」手術として行われていた手術なので、このようなネガティブな名前ですが、現在は**修復術をよりよい状態で行うために準備をするための手術**という意味です。

　修復術はそれぞれの病気で手術方法がちがいますが、**姑息手術**は病気によってではなく、肺血流量によって手術方法が決まります。

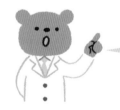

つまり、姑息手術が必要な時、**肺血流量**はどんな手術をするのかを決める重要なポイントです！

▶肺血流量が増えるか？　減るか？

　先天性心疾患には、肺血流量が正常よりも**増える病気**と**減る病気**があります。
専門的な言葉で言うと、

　　肺血流量が増える病気＝**肺血流量増加型心疾患**
　　肺血流量が減る病気　＝**肺血流量減少型心疾患**　です。

　1章で先天性心疾患を大きく2つに分けると、「チアノーゼ性心疾患」と「非チアノーゼ性心疾患」の2つに分けられると説明しましたが、生まれるこどもの数が多いおもな病気を肺血流量によって分けると、次のページ表1のようになります。

表1 肺血流量の増減による先天性心疾患の分類

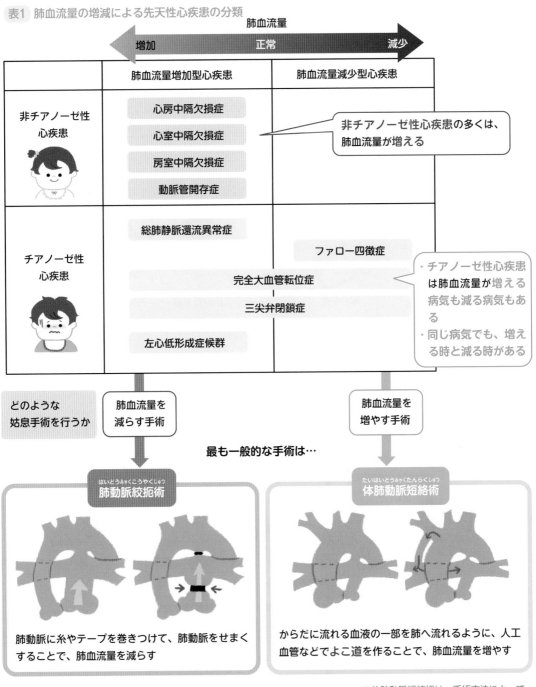

肺血流量

増加　　　　　　　正常　　　　　　減少

	肺血流量増加型心疾患	肺血流量減少型心疾患
非チアノーゼ性心疾患	心房中隔欠損症 心室中隔欠損症 房室中隔欠損症 動脈管開存症	
チアノーゼ性心疾患	総肺静脈還流異常症 完全大血管転位症 三尖弁閉鎖症 左心低形成症候群	ファロー四徴症

非チアノーゼ性心疾患の多くは、肺血流量が増える

・チアノーゼ性心疾患は肺血流量が増える病気も減る病気もある
・同じ病気でも、増える時と減る時がある

どのような姑息手術を行うか

肺血流量を減らす手術

肺血流量を増やす手術

最も一般的な手術は…

肺動脈絞扼術（はいどうみゃくこうやくじゅつ）

肺動脈に糸やテープを巻きつけて、肺動脈をせまくすることで、肺血流量を減らす

体肺動脈短絡術（たいはいどうみゃくたんらくじゅつ）

からだに流れる血液の一部を肺へ流れるように、人工血管などでよこ道を作ることで、肺血流量を増やす

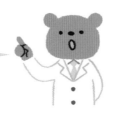

たとえば、同じ**三尖弁閉鎖症**の中でも、姑息手術が必要な時、肺血流量が増えていれば**肺動脈絞扼術**を行いますが、肺血流量が減っていれば**体肺動脈短絡術**を行う、ということです。

※体肺動脈短絡術は、手術方法によって
「ブラロック・トーシック・シャント」
「セントラル・シャント」
「ウォーターストン・シャント」
などいくつか種類がある。
最も一般的なのは人工血管を使った「ブラロック・トーシック・シャント（BTシャント）」。

❸ポイント3　フォンタン手術とは？

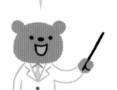

ここからは「修復術はフォンタン手術」と説明された方だけお読みください。

　先天性心疾患の病気の中には、もともと心室が1つしかない**単心室症**や、どちらか片方の心室がとても小さい**左心低形成症候群・三尖弁閉鎖症**、心室の中のあなを手術で閉じるのがとても難しい病気などがあります。ふつうは右心室と左心室の2つの心室がポンプとなって血液を送り出していますが、これらの病気では心室を2つに分けることは難しく、心室は1つ分しか使えません。

心室が1つしかない	どちらかの心室がとても小さい	そのほか、心室のあなをふさぐのがとても難しい　など

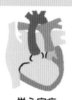

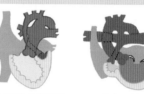

単心室症　　　　　　　　左心低形成症候群　　三尖弁閉鎖症

　先天性心疾患では**心不全**や**チアノーゼ**をなくすのが最終的な手術の目標です。チアノーゼをなくすためには**よこ道**をなくして血流を一方通行にしなければなりません。心室が1つ分しか使えない病気の場合、その心室は**左心室**として使い、右心室がない状態で血液を循環させる方法を**フォンタン（Fontan）手術**といいます。

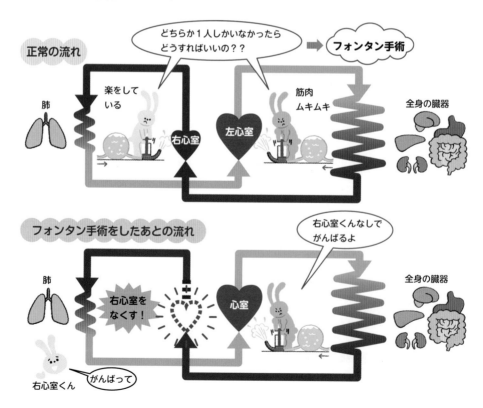

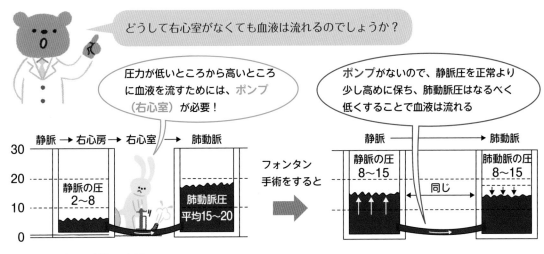

どうして右心室がなくても血液は流れるのでしょうか？

圧力が低いところから高いところに血液を流すためには、**ポンプ（右心室）が必要！**

ポンプがないので、静脈圧を正常より少し高めに保ち、肺動脈圧はなるべく低くすることで血液は流れる

静脈 → 右心房 → 右心室 → 肺動脈

静脈の圧 2〜8

肺動脈圧 平均15〜20

フォンタン手術をすると

静脈 → 肺動脈

静脈の圧 8〜15

同じ

肺動脈の圧 8〜15

▶フォンタン手術の方法

　もともと「フォンタン手術」とよばれていた手術を少し変えて改良した手術方法がたくさんあり、まとめて**フォンタン型手術**とよぶこともあります。現在行われているフォンタン型手術のほとんどは**TCPC 法**（<u>t</u>otal <u>c</u>avo-<u>p</u>ulmonary <u>c</u>onnection）とよばれ、人工血管を使って下大静脈の血液を肺動脈に直接流します。

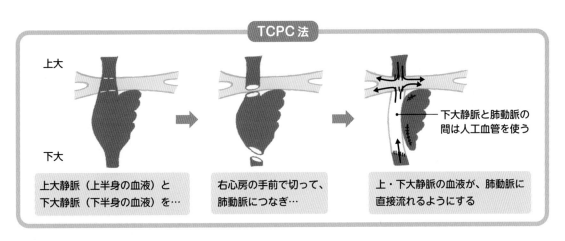

TCPC 法

上大

下大

下大静脈と肺動脈の間は人工血管を使う

上大静脈（上半身の血液）と下大静脈（下半身の血液）を…

右心房の手前で切って、肺動脈につなぎ…

上・下大静脈の血液が、肺動脈に直接流れるようにする

TCPC以外のフォンタン手術の方法（現在ほとんど行われていない）

Lateral tunnel（ラテラールトンネル）法

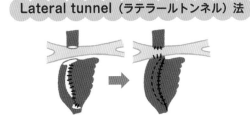

心房の壁を筒状に縫って、人工血管を使わずに、下大静脈と肺動脈をつなぐ方法

心耳肺動脈吻合法（APC 法）

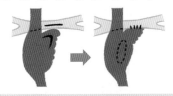

心房の中に壁を作り、心房の端の「心耳」と肺動脈を直接つないで、下大静脈の血液を肺動脈に流す方法（以前、多く行われていた方法）

▶両方向性グレン手術とは？

　心室が１つ分しか使えない病気の修復術は**フォンタン手術**になり、フォンタン手術によって右心室のポンプなしで肺に血液を流す循環になります。前のページで説明したとおり、右心室のポンプなしで血液を肺に送るために、静脈の圧が少し高めになります。手術の前より全身の静脈の圧が急に高くなることは、からだにとっては負担が大きいため、まず、からだの半分だけ（上半身だけ）静脈の圧が高くなる手術をしてからフォンタン手術をすることがほとんどです。からだの半分だけ（上半身だけ）フォンタン手術をすることを**両方向性グレン手術**といいます。

　両方向性グレン手術のあとは**半分だけフォンタン手術**なので、チアノーゼは残ります。また、上半身だけフォンタン手術をしたことで上半身の静脈の圧が高くなるため、手術の直後に少し顔や手などがむくむことがありますが、時間がたつとよくなってきます。

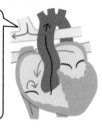

両方向性グレン手術

上大静脈を肺動脈に直接つないで、上半身の血流は直接肺に流れるようにする

下半身の静脈血は、心臓に戻って大動脈に流れるため、チアノーゼは残る

▶よいフォンタン手術を行うためには？

　フォンタン手術のあと、チアノーゼはなくなりますが、やはり、右心室のポンプなしで肺に血流を流す循環は正常とはちがう流れです。右心室のポンプなしでもよい循環を保つためには**肺に血液が流れやすい状態**であることがとても重要です。

　肺に血液が流れやすい状態とは、肺の血流が多すぎず肺動脈圧が低い状態、かつ、肺の血流が少なすぎず肺の血管がほどよく成長して肺の血管にせまいところがない状態です。そのためには、ポイント２（p.44〜45）で説明したとおり、修復術を行う前にちょうどよい肺血流量をたもつための姑息手術が必要です。ちょうどよい肺血流量にするために、時に姑息手術が何度も必要な場合もありますが、よいフォンタン手術を行うためには、とても大切なことです。

よいフォンタン手術を行うための条件

□ **肺の血管がよい状態であること**
　● **肺動脈圧・肺血管抵抗が低い**
　・**肺動脈がよく成長している**
　・**肺の血管にせまいところがない**
□ **心室がよく動いていること**
□ **弁のもれがないこと**
□ **心室の出口がせまくないこと　など**

この中でも、肺動脈圧・肺血管抵抗が低いが特に重要です。

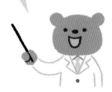

いろいろな先天性心疾患

1回の手術では修復術が難しい

理由
・からだが小さい
・肺血管の状態が悪い　など

1回の手術で
修復術が可能

肺血流量

増加　　　　　　　　　正常　　　　　　　　　減少

肺血流量増加型心疾患

肺の血流が多すぎると…

肺の血管が傷んで
かたくなる

肺血流量減少型心疾患

肺の血流が少なすぎると…

肺の血管が成長せず細い

そのままにしておくと…
肺血管抵抗↑
肺高血圧

姑息手術

肺血流量を減らす手術

はいどうみゃくこうやくじゅつ
肺動脈絞扼術　　　など

肺血流量を増やす手術

たいはいどうみゃくたんらくじゅつ
体肺動脈短絡術　　　など

ちょうどよい肺血流量を保ち、身体や肺血管の成長を待つ

使える心室が2つ　　　　使える心室が1つ

両方向性グレン手術

修復術

2つの心室を使った手術

フォンタン手術

5章 いろいろな先天性心疾患

5章では、いろいろな種類の先天性心疾患それぞれの病気と治療法について、説明します。

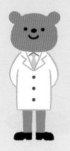

それぞれの病気の解説の前に、どのようにしてふつうとはちがう心臓の形になったのか？　ということを、少し説明したいと思います。

心臓が完成したあとに、心臓の壁にあなが開いたり、血管の場所が変わったりするのではありません。心臓が作られる途中で、完成する前で止まってしまったり、閉じるべきところが閉じなかったり、ちがう向きで作ってしまったりすることで、ふつうとはちがう心臓の形になります。

1 どのようにしてふつうとはちがう心臓の形になったの？

①ふつうは自然に閉じるところが、開いたままになった病気
→ 動脈管開存症 （p.57）
心房中隔欠損症 （p.58）

②「心室」と「大血管」の並び方によっておこる病気
→ ファロー四徴症 （p.62）
完全大血管転位症 （p.64）
修正大血管転位症 （p.67）
両大血管右室起始症 （p.65）

③ふつうはくっつき合うところが、くっつかなかった病気
→ 心室中隔欠損症 （p.59）
房室中隔欠損症 （p.60）

④「右心室」と「左心室」への血液のかたよりによる病気
→ 三尖弁閉鎖症 （p.68）
左心低形成症候群 （p.70）
左室性・右室性単心室症 （p.69）

⑤「大動脈」と「肺動脈」への血液のかたよりによる病気
→ 大動脈縮窄症 （p.72）
大動脈弓離断症 （p.73）

⑥「肺静脈」と「心房」のつきかたによっておこる病気
→ 総肺静脈還流異常症・部分肺静脈還流異常症 （p.74）

⑦「弁」の形によっておこる病気
→ エプスタイン病 （p.76）
肺動脈弁狭窄症 （p.77）
僧帽弁狭窄症・僧帽弁閉鎖不全症 （p.77）

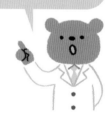

それぞれの病気のくわしい説明や治療については、それぞれの病気の解説のページをごらんください。先天性心疾患の病気の種類は、これ以外にもたくさんあります。

❶ふつうは自然に閉じるところが、開いたままになった病気

　赤ちゃんはママのお腹の中では、**羊水**に満たされた**胎盤**というカプセルのなかで、水中生活をしています。水中なので、生まれる前は肺での呼吸はできません。だから、ママのお腹の中の赤ちゃんは、自分の肺は使わず、酸素は**へその緒**を通じてママの血液から運んでもらっています。つまり、へその緒は赤ちゃんにとって**命綱**のように大切なものです。

　へその緒からママの血液を送ってもらい、肺を使わないで生きていく、ママのお腹の中での特別な血液の流れを**胎児循環**といいます。

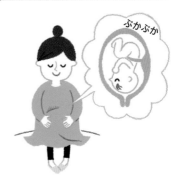

ぷかぷか

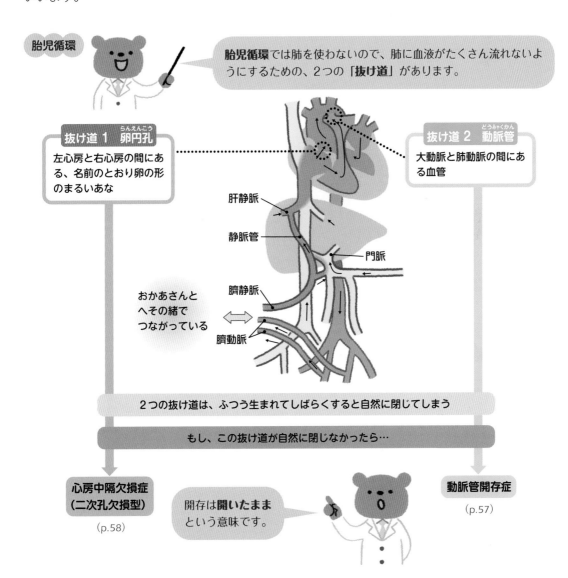

胎児循環

胎児循環では肺を使わないので、肺に血液がたくさん流れないようにするための、2つの「抜け道」があります。

抜け道 1　卵円孔（らんえんこう）
左心房と右心房の間にある、名前のとおり卵の形のまるいあな

抜け道 2　動脈管（どうみゃくかん）
大動脈と肺動脈の間にある血管

肝静脈

静脈管

門脈

臍静脈

おかあさんとへその緒でつながっている

臍動脈

2つの抜け道は、ふつう生まれてしばらくすると自然に閉じてしまう

もし、この抜け道が自然に閉じなかったら…

心房中隔欠損症
（二次孔欠損型）
(p.58)

開存は**開いたまま**という意味です。

動脈管開存症
(p.57)

❷「心室」と「大血管」の並び方によっておこる病気

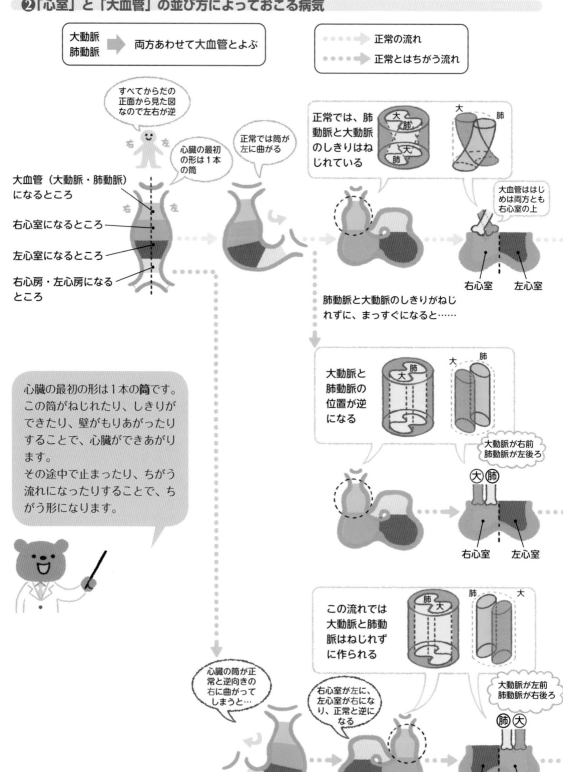

大動脈 / 肺動脈 ➡ 両方あわせて大血管とよぶ

正常の流れ
正常とはちがう流れ

すべてからだの正面から見た図なので左右が逆

右 左

心臓の最初の形は1本の筒

正常では筒が左に曲がる

大血管（大動脈・肺動脈）になるところ

右心室になるところ

左心室になるところ

右心房・左心房になるところ

心臓の最初の形は**1本の筒**です。この筒がねじれたり、しきりができたり、壁がもりあがったりすることで、心臓ができあがります。
その途中で止まったり、ちがう流れになったりすることで、ちがう形になります。

正常では、肺動脈と大動脈のしきりはねじれている

大 肺 / 大 肺

大血管ははじめは両方とも右心室の上

右心室 左心室

肺動脈と大動脈のしきりがねじれずに、まっすぐになると……

大動脈と肺動脈の位置が逆になる

大 肺 / 大 肺

大動脈が右前 肺動脈が左後ろ

大 肺

右心室 左心室

心臓の筒が正常と逆向きの右に曲がってしまうと…

右心室が左に、左心室が右になり、正常と逆になる

この流れでは大動脈と肺動脈はねじれずに作られる

肺 大 / 肺 大

大動脈が左前 肺動脈が右後ろ

肺 大

左心室 右心室

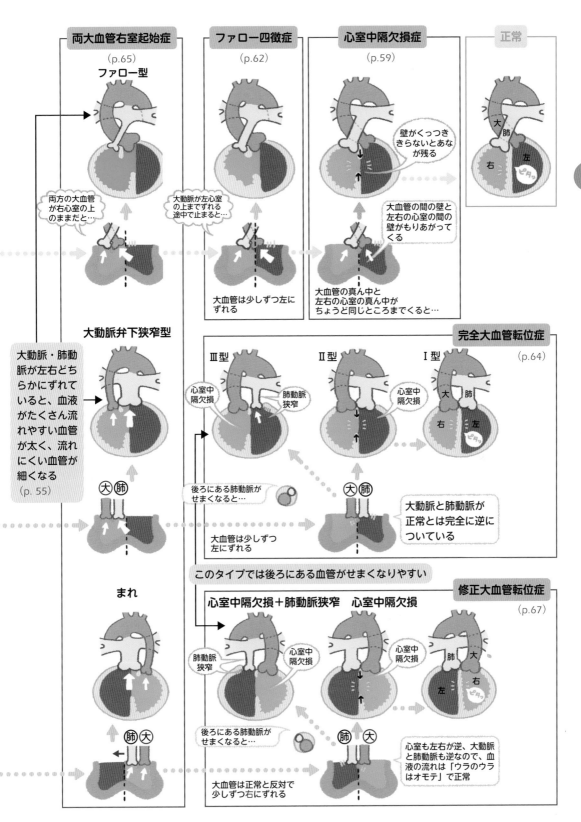

❸ふつうはくっつき合うところが、くっつかなかった病気

心室中隔欠損症（p.59）については、前のページで説明しています。

房室中隔欠損症 （p.60）

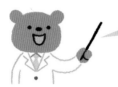

名前は「心房と心室の間にあなが開いている病気」という意味ですが、**心房中隔欠損症＋心室中隔欠損症ではありません**。心房と心室だけでなく、弁も左右2つに完全に分かれずに途中で止まってしまうと、この病気の形になります。

心房になるところ

三尖弁と僧帽弁のもととなる弁

心室になるところ

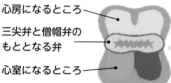

弁は完全に1つ

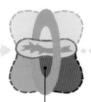

心室中隔欠損あり

ここで
止まってしまうと…

**房室中隔欠損症
（完全型）**

弁にはあなは2つあるが不完全

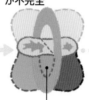

心室中隔欠損なし

ここで
止まってしまうと…

**房室中隔欠損症
（不完全型）**

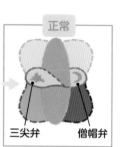

正常

三尖弁　　僧帽弁

❹「右心室」と「左心室」への血液のかたよりによる病気

心室は、血液が流れないと育たないので、血液のバランスがかたよると、心室の大きさもかたよります。

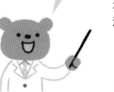

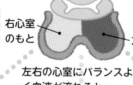

右心室
のもと　　　　　　左心室のもと

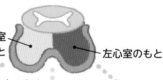

右側ばかりに
流れると…

左右の心室にバランスよく血液が流れると…

左側ばかりに
流れると…

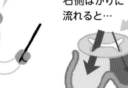

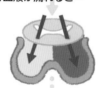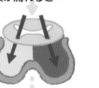

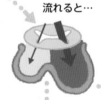

右室性単心室症

（p.69）

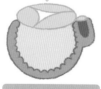

左心低形成症候群

（p.70）

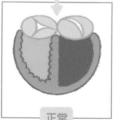

正常

三尖弁閉鎖症

（p.68）

左室性単心室症

（p.69）

❺「大動脈」と「肺動脈」への血液のかたよりによる病気

心室と同じように、血管も血液が流れないと育たないので、**大動脈**と**肺動脈**の血液のバランスがかたよると血管の太さもかたよります。血液のバランスは**心室と大血管の並び方**（p.52）によって、どちらに流れやすいか決まります。

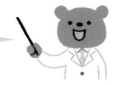

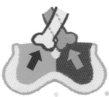

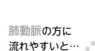 肺動脈の方に
流れやすいと…

両方にバランスよく
血液が流れると…

大動脈の方に
流れやすいと…

大動脈の血流 ➡ 少
肺動脈の血液 ➡ 多

大動脈の血流 ➡ 多
肺動脈の血液 ➡ 少

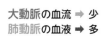

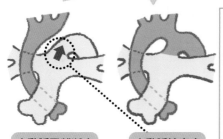

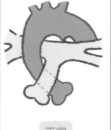

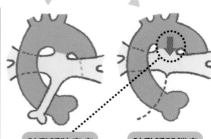

大動脈弓離断症
（p.73）

大動脈縮窄症
（p.72）

正常

肺動脈狭窄症

肺動脈閉鎖症

動脈管の血液の流れ

大動脈が細いと、大動脈から下半身
に流れる血液が足りなくなる

⬇

それをおぎなうために
肺動脈→動脈管→大動脈へ
血液が流れる

**動脈管の
血液の向きは
まったく逆でも…**

肺動脈が細いと、肺動脈から肺に
流れる血液が足りなくなる

⬇

それをおぎなうために
大動脈→動脈管→肺動脈へ
血液が流れる

⬇

いずれにしても、動脈管が開いていないと、下半身または肺に血液
が足りなくなってしまうため、動脈管を閉じないようにする薬
（プロスタグランジン製剤）の点滴が必要

❻「肺静脈」と「心房」のつきかたによっておこる病気

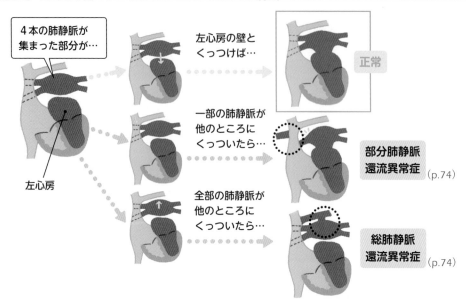

4本の肺静脈が集まった部分が…

左心房の壁とくっつけば…

正常

一部の肺静脈が他のところにくっついたら…

部分肺静脈還流異常症 (p.74)

全部の肺静脈が他のところにくっついたら…

総肺静脈還流異常症 (p.74)

左心房

❼「弁」の形によっておこる病気

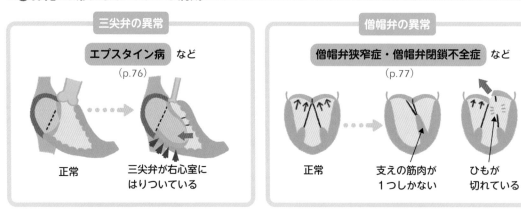

三尖弁の異常

エプスタイン病 など (p.76)

正常

三尖弁が右心室にはりついている

僧帽弁の異常

僧帽弁狭窄症・僧帽弁閉鎖不全症 など (p.77)

正常

支えの筋肉が1つしかない

ひもが切れている

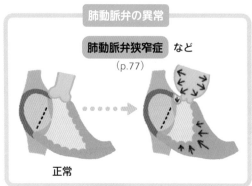

肺動脈弁の異常

肺動脈弁狭窄症 など (p.77)

正常

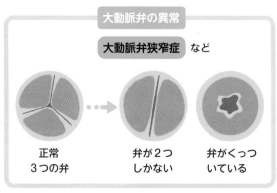

大動脈弁の異常

大動脈弁狭窄症 など

正常 3つの弁

弁が2つしかない

弁がくっついている

ここからは、それぞれの病気について説明していきます。

2 動脈管開存症 (patent ductus arteriosus；PDA)

どうみゃくかんかいぞんしょう

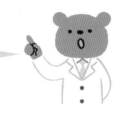

動脈管開存症はほかの先天性心疾患と同時におきる（合併する）ことがとても多い病気で、ほかの病気があれば治療法はまったくちがいます。ここでは、病気が動脈管開存症だけの場合について説明しています。

動脈管開存症は、非チアノーゼ性心疾患の代表的な4つの病気の1つです（p.21）。

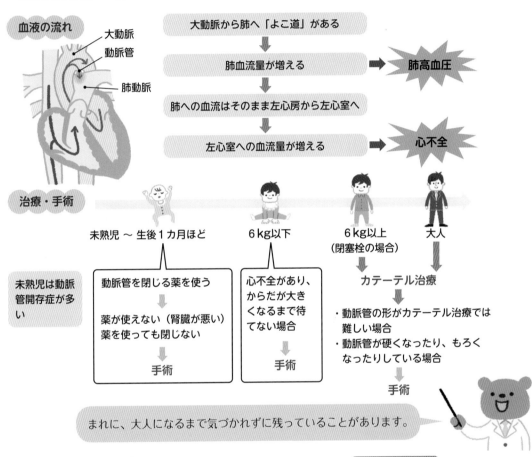

血液の流れ

大動脈
動脈管
肺動脈

大動脈から肺へ「よこ道」がある

↓

肺血流量が増える → 肺高血圧

↓

肺への血流はそのまま左心房から左心室へ

↓

左心室への血流量が増える → 心不全

治療・手術

未熟児 〜 生後1カ月ほど　　6kg以下　　6kg以上（閉塞栓の場合）　大人

未熟児は動脈管開存症が多い

動脈管を閉じる薬を使う

↓

薬が使えない（腎臓が悪い）薬を使っても閉じない

↓

手術

心不全があり、からだが大きくなるまで待てない場合

↓

手術

カテーテル治療

・動脈管の形がカテーテル治療では難しい場合
・動脈管が硬くなったり、もろくなったりしている場合

↓

手術

まれに、大人になるまで気づかれずに残っていることがあります。

手術

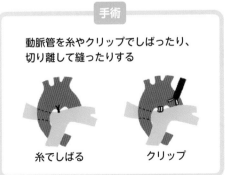

動脈管を糸やクリップでしばったり、切り離して縫ったりする

糸でしばる　　クリップ

カテーテル治療

動脈管の中につめ物（コイル・閉塞栓）を入れて、血液が流れないようにする

閉塞栓（プラグ）

AMPLATZER™
Duct Occluder
(Abbott 社製)

コイル

Flipper® PDA
Detachable
Embolization Coil
System
(Cook Medical 社製)

3 心房中隔欠損症 しんぼうちゅうかくけっそんしょう (atrial septal defect；ASD)

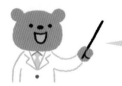

中隔は○○の間の壁、欠損はあなが開いているという意味です。つまり、心房中隔欠損症は**心房の間の壁にあなが開いている病気**、心室中隔欠損症は**心室の間の壁にあなが開いている病気**という意味です。

あなの開いている場所による分類

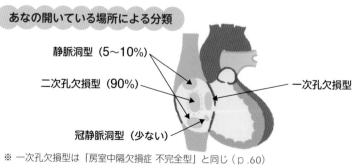

静脈洞型（5〜10%）

二次孔欠損型（90%）

冠静脈洞型（少ない）

一次孔欠損型

心房中隔欠損症や心室中隔欠損症の血液の流れについてはp.21〜をお読みください。

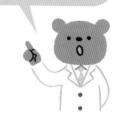

※ 一次孔欠損型は「房室中隔欠損症 不完全型」と同じ（p.60）

あなの大きさと症状・手術の時期

あなが大きいほど、肺血流量が多く、それによって症状や手術の時期がちがう

肺血流量

正常の2倍

正常

あなの大きさ

小 → 大

あなの大きさ	小	中	大
症 状	ほとんどない ふつうに成長	大人、お年寄りになるまで気づかないこともある 心不全の症状（p.18）など	赤ちゃんの頃から心不全の症状（p.18）がある
治療の時期	自然に閉じるのを待つ（1〜2歳まで）	将来、心不全、肺高血圧、不整脈になる可能性あり。時期をみて治療	心不全や肺高血圧になる前に、早めに治療

治療・手術

カテーテル治療

2枚の「かさ」であなをはさんで閉じる方法

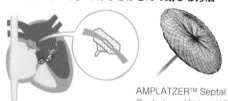

AMPLATZER™ Septal Occluders（Abbott社製）

カテーテル治療は一般的には15kg以上からできる あなの大きさや形によってはカテーテルでは難しいこともある

手術

あなを閉じる手術の方法

あなが小さい

↓

①直接閉鎖 あなをそのまま縫い閉じる

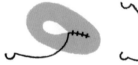

あなが大きい

↓

②パッチ閉鎖 あて布（パッチ）をあてる

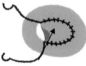

あて布は、自分の心臓をつつんでいる膜（心膜）か、医療用の布かのどちらか

4 心室中隔欠損症 （ventricular septal defect；VSD）
しんしつちゅうかくけっそんしょう

あなの開いている場所による分類

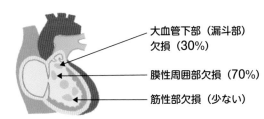

- 大血管下部（漏斗部）欠損（30%）
- 膜性周囲部欠損（70%）
- 筋性部欠損（少ない）

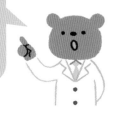

大きい心室中隔欠損症をそのままにしていると、アイゼンメンゲル症候群（p.24）になり、肺血流量が減って、チアノーゼになります。

あなの大きさと症状・手術の時期

あなが大きいほど、肺血流量が多く、それによって症状や手術の時期がちがう

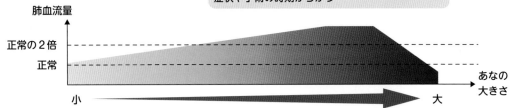

肺血流量

正常の2倍

正常

小 →　大

あなの大きさ

あなの大きさ	小	中	大	大→時間がたつと
症　状	ほとんどないふつうに成長	しばらく成長してから心不全の症状（p.18）が出る	赤ちゃんの頃から心不全の症状（p.18）がある	アイゼンメンゲル症候群（p.24）チアノーゼ（p.14）、呼吸困難、失神
肺高血圧	なし	なし	あり	あり（ひどい）
治療の時期	自然に閉じるのを待つ	心不全、肺高血圧になる前に、時期を見て手術	肺高血圧が悪くなる前に、早めの手術	手術できないか、手術をしても肺高血圧が残る

手術

パッチ閉鎖

心房中隔欠損症と同じで直接閉鎖とパッチ閉鎖の2つの方法があるが、心室中隔欠損症では、ほとんどがパッチ閉鎖である

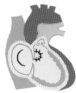

心室中隔欠損症のパッチには、しっかりした医療用の布を使う

注意

もともと肺高血圧がある場合は、手術のあとに肺高血圧発作（p.24）が起こりやすいです！

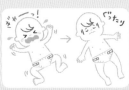

5 房室中隔欠損症（心内膜床欠損症）

ぼうしつちゅうかくけっそんしょう　しんないまくしょうけっそんしょう

(atrioventricular septal defect；AVSD／
endocardial cushion defect；ECD)

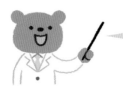

病名については、最近は世界的に房室中隔欠損症とよぶことが多いです。
完全型と**不完全型**の２つのタイプに分かれます。

弁の形

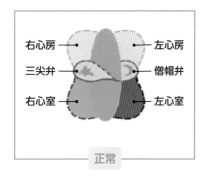

正常

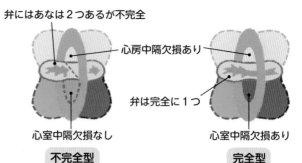

弁にはあなは２つあるが不完全

心房中隔欠損あり

弁は完全に１つ

心室中隔欠損なし

不完全型

心室中隔欠損あり

完全型

表1　心臓の形と症状・手術の時期

	不完全型	完全型
心臓の形	弁全体は１つになっているが、あなは２つに分かれている 心室中隔欠損なし（心房中隔欠損のみ）	完全に１つの弁 心室中隔欠損あり
症　状	ほとんど症状なくふつうに成長、または、しばらく成長してから心不全の症状（p.18）が出る	赤ちゃんの頃から心不全の症状（p.18）がある
手術の時期	からだの成長を待って治療	心不全や肺高血圧になる前に、早めに治療

手術

① 心室中隔欠損を「あて布（医療用の布）」で閉じる

② 弁を２つに分ける

③ 心房中隔欠損症を「あて布（おもに自分の心臓を包んでいる膜を使う）」で閉じる

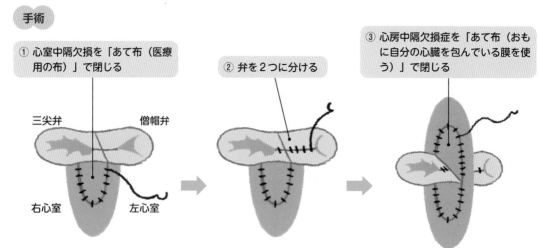

三尖弁　　　僧帽弁

右心室　　　左心室

※ 不完全型では、心室中隔欠損はないので①はない

21トリソミーって❓

　ふつうの人の染色体は、ほぼ同じものが2本ずつペアになっていますが、**21トリソミー**という病気では、21番染色体が1本多く、3本あります（3本あることをトリソミーといいます）。別名「ダウン症候群」ともよばれます。

　21トリソミーのこどもの40〜50％に先天性心疾患があり、病気の種類はさまざまですが、その中でも完全型の房室中隔欠損症が多いです。

　21トリソミーの特徴の1つに**肺の血管が傷みやすい**ということがあります。房室中隔欠損症や、あなの大きな心室中隔欠損症があると、ふつうのこどもよりも肺高血圧になりやすく、早めに治療をしないと肺高血圧がもとに戻りにくいので、手術の時期については担当の先生とよくご相談ください。

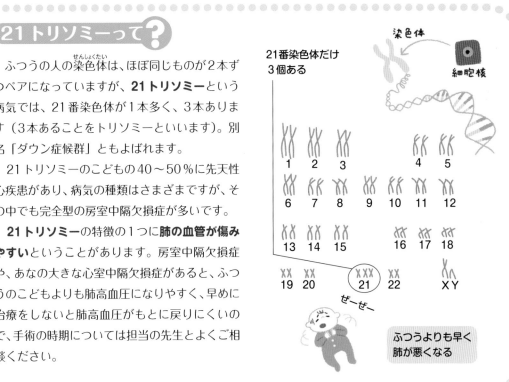

21番染色体だけ3個ある

染色体

細胞核

1	2	3		4	5
6	7	8	9	10	11	12
13	14	15		16	17	18
19	20	㉑	22	X Y

ぜーぜー

ふつうよりも早く肺が悪くなる

不整脈がおこりやすい手術って❓

　心臓の手術でおこりやすい合併症（6章でくわしく説明）の1つに**不整脈**（p.94）があります。

　心臓の中には、心臓を動かす命令をするための電気が通る**電線**があり、これを**刺激伝導路**といいます。この電線を通して、順番に電気が送られることで、心臓を刺激して動かします。心臓の手術の方法はたくさんありますが、手術の中には、この電線の近くを縫わなければならない手術があります。**心室中隔欠損症**の一部や、**房室中隔欠損症**の手術は電線の近くを縫う手術です。細心の注意をして手術を行いますが、手術のあとに不整脈をおこす可能性が高くなります。

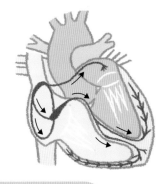

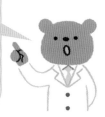

　心臓は、命令にしたがって、リズムにあわせて規則正しく動いています。上の図のように、心臓を動かす命令を伝える**電線（刺激伝導路）**が心臓の中にはりめぐらされています。

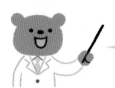

6 ファロー四徴症 (tetralogy of Fallot；TOF)

心臓の形に**4つの共通点（四徴）**がある病気です。チアノーゼ性心疾患の中で一番多い病気です。どのようにしてこの病気になるのかは、p.52〜53を見てください。

ファロー四徴症の4つの共通点（四徴）

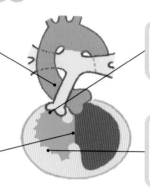

1 大動脈騎乗

動脈が右心室の方にずれて乗り出す（騎乗）

2 心室中隔欠損

大血管がずれたことで、肺動脈と大動脈の下の壁と右心室と左心室の間の壁がくっつかずあなが残る

3 肺動脈狭窄

大血管がずれたことで肺動脈の下はせまい

4 右室肥大

右心室の出口の肺動脈がせまくなり、右心室が押し出すためにがんばりすぎて筋肉ムキムキになる

心室中隔欠損症だけの場合と、ファロー四徴症をくらべてみましょう。

血液の流れ

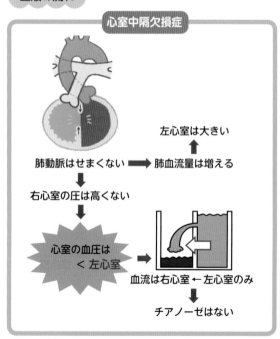

心室中隔欠損症

肺動脈はせまくない ➡ 肺血流量は増える ⬆ 左心室は大きい

右心室の圧は高くない ⬇

心室の血圧は < 左心室 ➡ 血流は右心室 ← 左心室のみ

チアノーゼはない

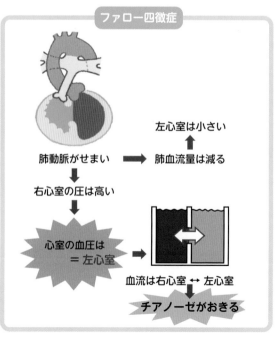

ファロー四徴症

肺動脈がせまい ➡ 肺血流量は減る ⬆ 左心室は小さい

右心室の圧は高い ⬇

心室の血圧は = 左心室 ➡ 血流は右心室 ↔ 左心室

チアノーゼがおきる

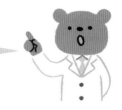

肺動脈がどれぐらい細いか？ 肺血流量が
どれぐらい少ないか？ によって、症状が
いつごろから出るか？ どのような手術が
いつごろ必要なのか？ がちがいます。

肺動脈の太さと症状

肺血流量

肺動脈の細さ

  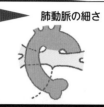

肺動脈の太さ	少し細い	細い	非常に細い または中心肺動脈がない
症　状	あまり症状がない	泣いた時や脱水になると顔色が悪くなる ひどい時は**無酸素発作** チアノーゼの症状（p.16）	生まれたばかりから顔色が悪い チアノーゼの症状（p.16）

手術

1歳ごろまでに

姑息手術：肺血流量を増やす手術

たいはいどうみゃくたんらくじゅつ
体肺動脈短絡術（BTシャント）（p.45）

修復術：ファロー四徴症根治術

**修復術：
ラステリ手術**

（p.66）

①**心室中隔欠損をあて布**
（医療用の布）で閉じる

②**筋肉でせまくなった**
場所をけずる

③**右室の出口から肺動脈に**
かけてあて布で広げる

無酸素発作って❓

ファロー四徴症に特におこりやすい症状の1つで、泣き続けたり、便をいきん
だりすると、急に顔色が悪く、不機嫌になり、ひどい時は意識を失ったり、けい
れんをおこしたりします。

熱が出ている時や脱水の時、お風呂のあとなどになりやすいので、注意が必要
です。何度も発作がおきる時は、発作をおきにくくする薬を飲んでもらうこともあります。

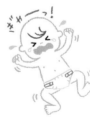

7 完全大血管転位症 かんぜんだいけっかんてんいしょう (transposition of the great arteries；TGA)

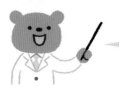

完全大血管転位症は**完全**に**大血管**（＝大動脈と肺動脈）が**正常と逆**に並ぶ（転位している）病気です。どうしてこのような形になるのかは、p.52～53を見てください。

表2 完全大血管転位症の3つのタイプ

	Ⅰ型	Ⅱ型	Ⅲ型
病気の割合	40％	40％	20％
血液の流れ	酸素の多い血液がからだにほとんど流れない	心室中隔欠損があるのでⅠ型よりは酸素の多い血液がからだに流れる	肺動脈狭窄があるため肺高血圧にはならない
心室中隔欠損	なし	あり	あり
肺動脈狭窄	なし	なし	あり
肺血流量	増える	増える	減る

治療・手術

心房中隔欠損が小さければ
酸素の多い血液が全身に流れない

↓

カテーテル治療で心房中隔欠損を広げる

肺動脈狭窄があるため、
肺動脈と大動脈を入れ替える
ジャテーン手術は難しい

生後1〜3週　修復術：ジャテーン手術

逆になっている大動脈と肺動脈をつけ替える手術

肺血流量が少ない時
**体肺動脈短絡術
（BTシャント）**

(p.45)

**修復術：
ラステリ手術**

(p.66)

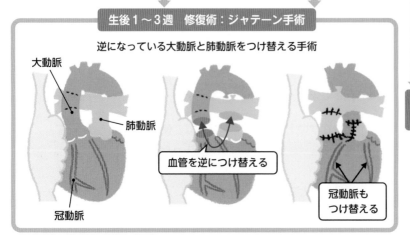

大動脈

肺動脈

血管を逆につけ替える

冠動脈

冠動脈も
つけ替える

8 両大血管右室起始症 （double-outlet right ventricle；DORV）

両大血管右室起始症は、**両方の大血管**（＝大動脈と肺動脈）が**右心室（右室）の上から出ている**（起始）病気です。この病気に分類される心臓の形は、たくさんあります。どうしてこのような形になるかは、p.52～53を見てください。大動脈や肺動脈の位置や太さ、右心室、左心室の大きさもいろいろなので、治療もそれぞれでちがいます。

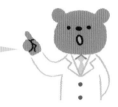

手術

姑息手術

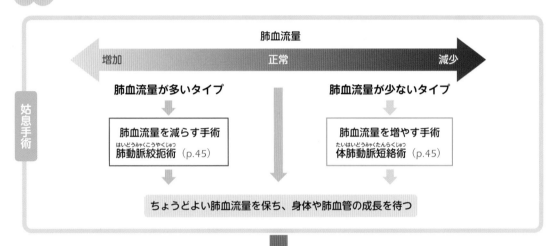

肺血流量

増加　　　　　　　正常　　　　　　　減少

肺血流量が多いタイプ

肺血流量を減らす手術
肺動脈絞扼術（p.45）

肺血流量が少ないタイプ

肺血流量を増やす手術
体肺動脈短絡術（p.45）

ちょうどよい肺血流量を保ち、身体や肺血管の成長を待つ

修復術

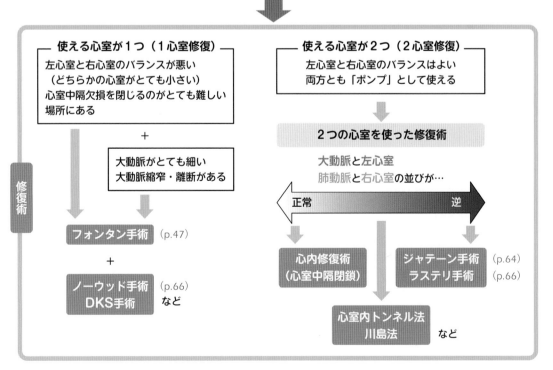

— **使える心室が１つ（１心室修復）** —
左心室と右心室のバランスが悪い
（どちらかの心室がとても小さい）
心室中隔欠損を閉じるのがとても難しい場所にある

＋

大動脈がとても細い
大動脈縮窄・離断がある

フォンタン手術（p.47）

＋

ノーウッド手術（p.66）
DKS手術　　など

— **使える心室が２つ（２心室修復）** —
左心室と右心室のバランスはよい
両方とも「ポンプ」として使える

２つの心室を使った修復術

大動脈と左心室
肺動脈と右心室の並びが…

正常　　　　　　　逆

心内修復術
（心室中隔閉鎖）

ジャテーン手術（p.64）
ラステリ手術（p.66）

心室内トンネル法
川島法　　など

■ 先天性心疾患のいろいろな手術

先天性心疾患の種類はたくさんあるので、手術の種類もたくさんあります。ポイントは、①「この病気なら、この手術」と決まっていないこと、②いくつかの手術を組み合わせることがある、ということです。

たとえば、同じ「両大血管右室起始症」でも…
・ジャテーン手術　　・DKS手術
・ラステリ手術　　　・フォンタン手術
・ノーウッド手術　　…など
心臓や血管の形によって手術はちがう

右心室と肺動脈をつなげる手術

ラステリ (Rastelli) 手術

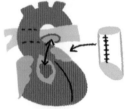

人工血管で
つなげる

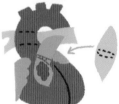

なるべく
肺動脈を使って
つなげる

ラステリ手術にはいくつかタイプがある

静脈と肺動脈を直接つなぐ手術

① フォンタン (Fontan) 手術 (p.47)

上大静脈、下大静脈の
血液が直接、肺動脈に
流れるようにする

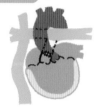

② 両方向性グレン (Glenn) 手術 (p.48)

フォンタン手術の前に、血液の流れの変化にからだを慣らすため、上大静脈の血液だけ直接、肺動脈に流れるようにする

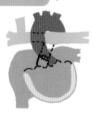

大動脈と肺動脈を1本にする手術

① ノーウッド (Norwood) 手術

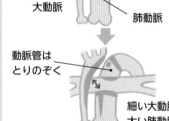

動脈管

大動脈

肺動脈

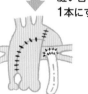

動脈管は
とりのぞく

細い大動脈と
太い肺動脈を広く
縫い合わせて
1本にする

② ディーケーエス (DKS) 手術

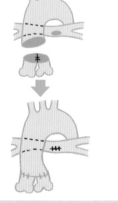

ランバーティー法

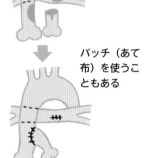

端側吻合法

パッチ（あて
布）を使うこ
ともある

9 **修正大血管転位症** (しゅうせいだいけっかんてんいしょう) (corrected transposition of the great arteries；cTGA)

修正大血管転位症は、**肺動脈と大動脈、右心室と左心室**の両方が**逆の位置に**なっている病気です。どうしてこのような形になるかについてはp.52～53を見てください。

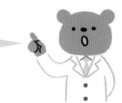

血液の流れ

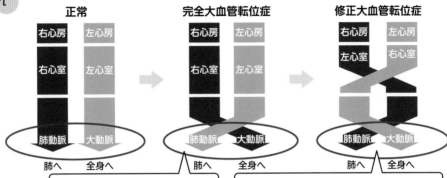

正常

| 右心房 | 左心房 |
| 右心室 | 左心室 |

肺動脈　大動脈

肺へ　　全身へ

完全大血管転位症

| 右心房 | 左心房 |
| 右心室 | 左心室 |

肺動脈　大動脈

肺へ　　全身へ

大血管（肺動脈と大動脈）の位置が逆になり、心臓から出てくる血液は動脈血と静脈血が逆になる

修正大血管転位症

| 右心房 | 左心房 |
| 左心室 | 右心室 |

肺動脈　大動脈

肺へ　　全身へ

大血管と心室と、2回位置が逆になるため「ウラのウラはオモテ」で心臓から出てくる血液は正常と同じ（修正されている）

5

章　いろいろな先天性心疾患

治療・手術

1　そのままの血液の流れで生きる場合

心室中隔欠損や肺動脈狭窄があれば、それぞれの手術を行う

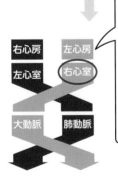

| 右心房 | 左心房 |
| 左心室 | 右心室 |

大動脈　肺動脈

そのままでもしばらくは症状がないが、右心室やその手前の三尖弁は、低い血圧にしか耐えられないつくりになっているため、長い時間がたつと弱ってくることがある

状態などによって、治療法は変わってきます。

2　正しい血液の流れに戻す場合

ダブルスイッチ手術（難しい手術）

心室の場所を入れ替えることはできないので、心房と大血管の流れを逆にすることにより、左心室から大動脈へ、動脈血が流れる

マスタード手術・セニング手術

心房の流れの向きを変える

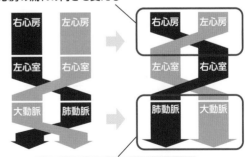

| 右心房 | 左心房 |
| 左心室 | 右心室 |

大動脈　肺動脈

| 右心房 | 左心房 |
| 左心室 | 右心室 |

肺動脈　大動脈

ジャテーン手術・ラステリ手術

大血管の位置を入れ替える

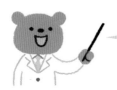

10 三尖弁閉鎖症 (tricuspid atresia；TA)

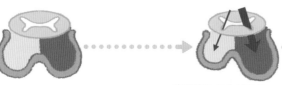

三尖弁閉鎖症や単心室症、左心低形成症候群は、心臓ができる時に**右心室と左心室への血流のかたより**によりおきる病気です（p.54）。

血流のかたよりによる心室の大きさの異常

右心室は血流が行かず小さい

右心室への入り口の
三尖弁が閉じてしまうと

左心室は大きい

表3 三尖弁閉鎖症のおもな3つのタイプ　　※大血管（肺動脈と大動脈）の位置が正常の場合

	A型	B型	C型
心室中隔欠損	なし	あり（小さい）	あり（大きい）
肺動脈	閉じている	せまい	問題なし
血液の流れ			心室中隔欠損
肺血流量	減る	減る 〜 正常	正常 〜 増える

手術

減少　　　　　　　　　正常　　　　　　　　　増加
肺血流量

姑息手術

| 肺血流量を増やす手術 体肺動脈短絡術 （p.45） | 肺血流量を減らす手術 肺動脈絞扼術 （p.45） |

両方向性グレン手術 （p.48）

修復術：フォンタン手術 （p.47）

11 単心室症 (たんしんしつしょう) (single ventricle)

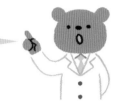

三尖弁閉鎖症と同じく、単心室症は心臓ができる時に**右心室と左心室への血流のかたより**によりおきる病気です（p.54）。内臓心房錯位症候群（p.71）でおきやすい病気の1つです。

左側ばかりに
流れると…

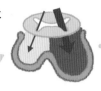

左室性単心室症

右心室はとても小さく
心室のほとんどは左心室

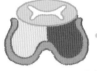

右側ばかりに
流れると…

右室性単心室症

左心室はとても小さく
心室のほとんどは右心室

手術

- 使える心室が1つしかないので、三尖弁閉鎖症と同じで、肺血流量によって姑息手術を行ったあと、修復術は**フォンタン手術**を行う
- 弁がこわれていたり、肺動脈や大動脈が細いなど、他の部分に異常があれば、それぞれの段階の手術の時に同時に手術で治す

心室中隔形成術（セプテーション手術）って❓

「心室が1つしかなければ、2つに分けたらいいんじゃない？」と思われた人がいらっしゃるかもしれません。

実は、そのような手術は実際にあり、**心室中隔形成術（セプテーション手術）**といいます。ただ、心室が1つしかない人全員にその手術ができるわけではなく、弁の形や、心室の大きさなど、いろいろな条件がそろっている人だけに限られます。

また、フォンタン手術は多くの人が受けられる手術ですが、心室中隔形成術はごく限られた人が受ける手術なので、手術の危険度がちがいます。

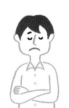

心室が1つしか
なければ…
2つに分けたら
いい？

**弁は2つに分けられるか？
心室の大きさは左右2つに分けると小さくなりすぎないか？** など、いくつかの条件がそろわないとこの手術はできません。

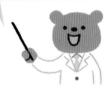

12 左心低形成症候群 <small>（さしんていけいせいしょうこうぐん）</small> (hypoplastic left heart syndrome；HLHS)

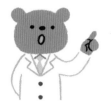

低形成とは**大きく育たなかった**という意味です。

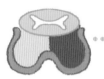

左心室への入り口の僧帽弁が
閉じていたり、せまかったりすると

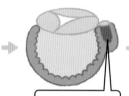

左心室は血流が
行かず、小さい

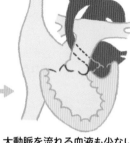

大動脈を流れる血液も少ない
ため、左心室だけでなく、大
動脈がとても細い

血液の流れ

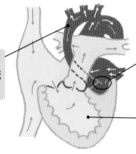

動脈管より手前の大動脈は、
ふつうと逆の方向に血液が流
れている

僧帽弁・大動脈弁はとても小さいか、
閉じている

左心室からは全身に血液を送れないので、
右心室→肺動脈→動脈管→全身へと血液を
送る

手術

- 使える心室は右心室１つだけなので、最終手術はフォンタン手術
- それまでにふつうは２回の姑息手術を行う
- 状態などによって、いくつかの方法から選んで手術をする

1回目	両側 肺動脈絞扼術	**ノーウッド手術** （右室-肺動脈シャント / BTシャント）(p.45)
2回目	ノーウッド手術(p.66) ＋ 両方向性グレン手術(p.66)	両方向性グレン手術 (p.66)
3回目	フォンタン手術(p.47)	

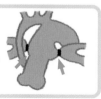

左右の肺動脈を
それぞれせまくして
肺血流量を減らす手術

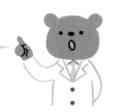

以前はとても難しい病気でし
たが、手術方法や技術の改
良・進歩により、手術の成績
もだいぶよくなってきました。

13　内臓心房錯位症候群 （heterotaxy syndrome）
ないぞうしんぼうさく い しょうこうぐん

　からだは外から見ると左右対称ですが、からだの中はまったく左右対称でありません。心臓や胃は左寄り、肝臓は右寄りにあり、形も左右対称ではありません。

　からだの中を作るための**設計図**は右と左でまったく別なのですが、まちがって**左右とも右**、または**左右とも左**の設計図で作られてしまったのが**内臓心房錯位症候群**です。

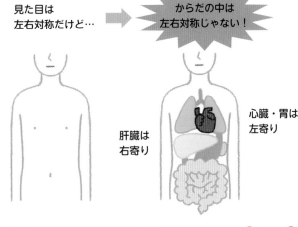

見た目は
左右対称だけど…　→　からだの中は
左右対称じゃない！

肝臓は
右寄り

心臓・胃は
左寄り

脾臓はもともと左にあるため、右の設計図だけでは脾臓がなく、左の設計図だけでは脾臓がたくさんあります。

表4　内臓の有無・数などの異常

	左右とも右の設計図 無脾症候群 → asplenia む ひ しょうこうぐん	左右とも左の設計図 多脾症候群 → polysplenia た ひ しょうこうぐん
脾　臓	なし	多数
心　室	右室性単心室　91％ （右の設計図だけから作るので心室は右心室だけになりやすい）	左室性単心室　38％ （左の設計図だけから作るので心室は左心室だけになりやすい）
心　房	単心房　69％	単心房　62％
動脈や静脈	動脈管開存　37％ 総肺静脈還流異常　80％ （左の設計図で作られる肺静脈に異常がおこりやすい） 両側上大静脈　40％ 下大静脈欠損　0％	動脈管開存　43％ 総肺静脈還流異常　5％ 両側上大静脈　62％ 下大静脈欠損　52％ （右の設計図で作られる下大静脈に異常がおこりやすい）
その他	胃や腸の異常がおこりやすい 感染に弱い 胆道閉鎖症がおこりやすい	胃や腸の異常がおこりやすい

手術

・単心室が多く、最終手術はフォンタン手術となることが多い
・ただし内臓心房錯位症候群があると…

★総肺静脈還流異常などがあればそれも手術しなければならない
★特に無脾症候群は感染に弱い
★胃や腸の異常がおこりやすい

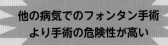

他の病気でのフォンタン手術より手術の危険性が高い

心臓から大動脈という1本の太い**大通り**が出て、脳や手、肝臓、腎臓、腸、足などにそれぞれ**小道**が分かれます。

正常の大動脈は、まず頭と両手に行く小道が3本分かれ、Uターンしています。ここの形が弓のようになっているので**大動脈弓**とよびます。

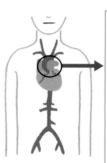
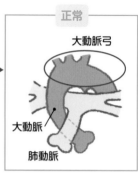

正常

大動脈弓

大動脈

肺動脈

大動脈縮窄症は大動脈弓の終わりの部分が**せまくなる（縮窄）**病気です。「大動脈縮窄症」以外に異常があるか、ないかで2つに分類されます。

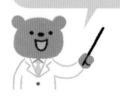

表5 大動脈縮窄症の分類

「大動脈縮窄症」以外の異常なし	「大動脈縮窄症」以外の異常あり
単純型大動脈縮窄症	複合型大動脈縮窄症 （大動脈縮窄複合）
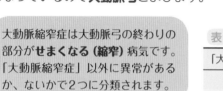せまい場所	

「大動脈弓」を通る血液の量	血管は「川」と同じで流れる血液が少ないと細くなる → 大動脈弓を通る血液が少なくなるほど大動脈は細くなる
「動脈管」を通る血液の量	動脈管が開いたままになると、肺血流量が増える → 大動脈がせまくなると、動脈管から大動脈に血液が流れる

治療・手術

大動脈が太い

治療・手術は、おもに大動脈の太さで決まる

「大動脈弓を通る血液量」が少なくなるほど、大動脈が細くなるため、細い大動脈を太くするための手術が必要になる

カテーテル治療	鎖骨下動脈フラップ手術	拡大大動脈弓再建法
バルーン（風船）で広げる	鎖骨下動脈を使って血管を広げる	

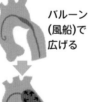
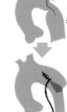
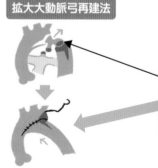

15 大動脈弓離断症 (interruption of the aortic arch；IAA)

大動脈弓離断症は大動脈弓の途中が**途切れてしまう（離断）**病気です。ちなみに大動脈弓離断症の99％以上に心室中隔欠損などの心臓内部の異常があります。

表6 大動脈弓離断症の分類

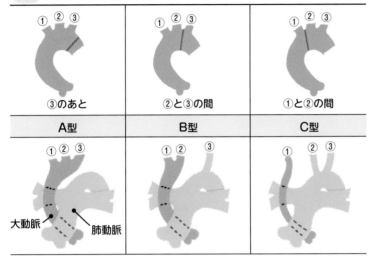

③のあと	②と③の間	①と②の間
A型	B型	C型

大動脈　　肺動脈

大動脈弓から分かれる
3本の動脈（小道）
①腕頭動脈
②左総頸動脈
③左鎖骨下動脈
の間のどこで途切れて
いるかによって、3つ
に分類される

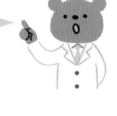

病気がわかったら、生まれて
すぐから動脈管を閉じない
ようにする点滴が必要
（p.55）

途切れている場所が、心臓に近いほど大動脈を通る血液が少なくなり、それだけ大動脈は細くなる

→ 大動脈が途切れているため、その先の血液は動脈管を通って下半身などに流れる

もし動脈管が閉じてしまったら？

下半身（腸や腎臓、肝臓、
足など）に血液が流れなく
なり、ショック状態や
腸が腐ってしまうことに！

細い →

拡大大動脈弓再建法

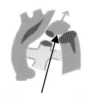

動脈管は本当は閉じてしまう部分なので、そこを残すと、あとでせまくなってしまうことがあり、手術で取り除く

心室の大きさのバランスが悪い
または1つの心室しか使えない

↓

ノーウッド手術、DKS手術 （p.66）

（大動脈と肺動脈を1本にしてしまう手術）
修復術がフォンタン手術であれば、心室からの出口は1本だけでよい

↓

修復術 フォンタン手術 （p.47〜）

（total anomalous pulmonary vein return；TAPVR／
partial anomalous pulmonary vein return；PAPVR）

肺静脈は肺から心臓に血液が
戻ってくる静脈で、左右、上
下の合わせて4本ある

心臓が作られる時に、4本の
肺静脈が集まった部分が左心
房の壁とくっつく

正常

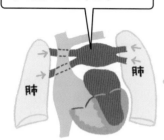
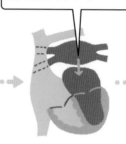
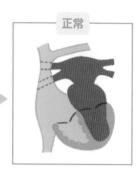

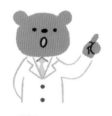

総肺静脈還流異常症　→ 肺静脈4本ともすべてが
部分肺静脈還流異常症 → 肺静脈4本のうち1～3本が
左心房以外のところにつながっている病気です。

表7　総肺静脈還流異常症の分類　　　　　※4本の肺静脈がつながっている場所で4つのタイプに分かれる

肺静脈の場所	上心臓型	傍心臓型	下心臓型	混合型
心臓の形	ⅠA型 ⅠB型	ⅡA型 ⅡB型	Ⅲ型	Ⅳ型 Ⅰ～Ⅲ型のいずれかが混ざっている
病気の割合	47%	30%	18%	5%
肺静脈狭窄	なりやすい		なりやすい	

部分肺静脈還流異常症のおもなタイプ

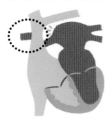

右上の肺静脈 → 上大静脈に
つながっているタイプ

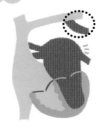

左上の肺静脈 → 無名静脈に
つながっているタイプ

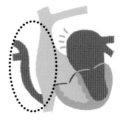

右肺静脈 → 下大静脈に
つながっているタイプ
（シミター症候群）

部分肺静脈還流異常症の85～90％の人に**心房中隔欠損**があります。
心房中隔欠損症の人の中では、約9％に**部分肺静脈還流異常**があります。

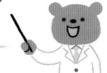

肺静脈還流異常がある時の血液の流れ

正常の血液の流れ

肺静脈還流異常があると…

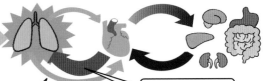

肺から心臓までまた血液が戻る

その分、肺血流量
が増える

症状や手術の時期は、① 肺静脈が左心房以外のところにつながっている本数と、
② 肺静脈にせまいところ（肺静脈狭窄）があるかないか、によってちがう

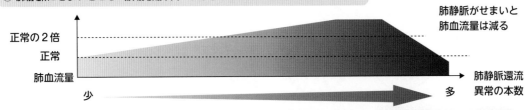

肺静脈がせまいと
肺血流量は減る

正常の2倍
正常
肺血流量

少　　　　　　　　　多　　肺静脈還流
異常の本数

肺静脈還流異常の本数	1本	～	4本	4本
肺静脈狭窄	なし		なし	あり
症　状	ほとんどない 大人になるまで症状がなく、気づかれないことも多い		赤ちゃんの頃から肺の血流が多すぎて、呼吸が悪い	生まれてすぐから呼吸障害・チアノーゼがひどい
治療の時期	肺血流量の増えている程度による		病気がわかったら早めに	生まれてすぐ

手術　　基本的に、左心房につながっていない肺静脈を、左心房につながるようにする手術

17 エプスタイン病 (Ebstein's anomaly)

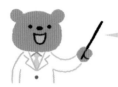

> エプスタイン病は、**三尖弁**が右心室の壁に**はりついてしまう**病気です。どれぐらいはりついているかによって、症状の程度がまったくちがいます。

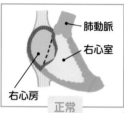

正常

A型

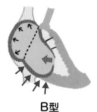

B型

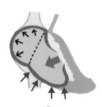

C型

三尖弁が右心室に…	はりついている範囲がせまい		はりついている範囲が広い
三尖弁・右心房	三尖弁のもれは少ない 右心房の拡大は少し	→	三尖弁のもれがとても多い 右心房がとても大きい
右心室・肺動脈	右心室はほぼふつう 肺動脈の太さもふつう	→	右心室は、大きな右心房で押しつぶされてほとんどない 肺動脈に血液を送れず肺動脈はとても細い
チアノーゼ	なし		あり
症状	大人になるまで症状がないこともある		生まれてすぐからひどい心不全

手術

右心室がふつうどおり使える

右心室が心室として使えない

三尖弁形成術（コーン手術）または三尖弁置換術

スターンズ（Starnes）手術

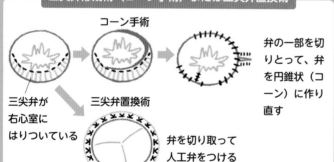

コーン手術

弁の一部を切りとって、弁を円錐状（コーン）に作り直す

三尖弁が右心室にはりついている

三尖弁置換術

弁を切り取って人工弁をつける

使える心室を1つにする（右心室を閉じる）

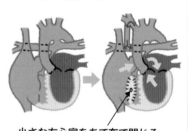

小さな右心室をあて布で閉じる

> エプスタイン病の約70％に、心室中隔欠損や、ファロー四徴症、完全大血管転位症をともないます。またWPW症候群という不整脈になりやすい特徴があります。

両方向性グレン手術 (p.48)

フォンタン手術 (p.47)

18 肺動脈（弁）狭窄症 〔pulmonary (valve) stenosis〕

はいどうみゃく　べん　きょうさくしょう

　肺動脈の入り口の弁（肺動脈弁）や、肺動脈がせまくなる（＝狭窄）病気です。ファロー四徴症のように心室中隔欠損はないので、チアノーゼはありません。弁がせまいほど重症で、心不全の症状（p.18）や不整脈が出たりすることもあります。症状はなく、健康診断などの時に心雑音で気づかれることもあります。

肺動脈弁がせまいと…

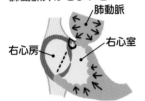

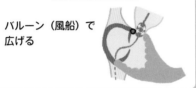

右心室が、せまいところに血液を必死に流そうとして、筋肉が分厚くなる ➡ 右心室がせまくなる ➡ 右心室が弱ってくる ➡ 心不全

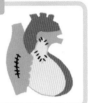

治療・手術

カテーテル治療

バルーン（風船）で広げる

手術

弁や筋肉を切ったりけずったりして広げる

19 僧帽弁狭窄症・僧帽弁閉鎖不全症

そうぼうべんきょうさくしょう　そうぼうべんへいさ　ふ　ぜんしょう

(mitral valve stenosis；MS／
mitral valve regurgitation；MR)

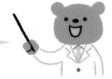

僧帽弁の形に異常がある病気です。弁がせまかったり、もれがひどかったりすると、赤ちゃんの頃から呼吸の状態が悪いですが、少しの異常であれば、大きくなるまであまり症状がありません。

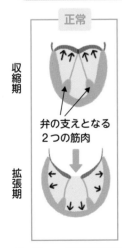

正常

収縮期

弁の支えとなる2つの筋肉

拡張期

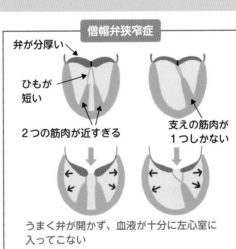

僧帽弁狭窄症

弁が分厚い

ひもが短い

2つの筋肉が近すぎる

支えの筋肉が1つしかない

うまく弁が開かず、血液が十分に左心室に入ってこない

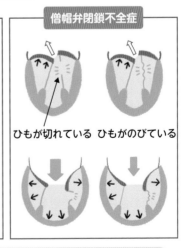

僧帽弁閉鎖不全症

ひもが切れている　ひもがのびている

手術　基本的には、手術で弁をなるべく正常に近い形にするか、人工的に作った弁に取り替えるかのどちらか。症状や心臓の状態にあわせて手術の時期を決める

6章 心臓手術の合併症

　心臓手術をすると、どのような合併症があって、その合併症がおきるとどのような状態になるのか、どのような治療をするのかについて、これから説明します。**手術の合併症**は、手術を受ける前に一番理解しておいてもらいたい大事なことです。

> 6章では**人工心肺を使う手術 ＝ 「開心術」の合併症**について説明します。

この章を読む時に、注意してほしいことがあります。

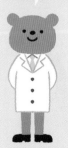

①病気や手術方法によって、おこりやすい合併症はちがう

　この章では、病気や手術方法にかかわらず、**人工心肺を使う手術＝開心術に共通しておこりやすい合併症**について説明します。

②合併症はおこりやすいものから、めったにおきないものまでたくさんある

　この章で説明する合併症が、おこりうるすべての合併症ではありません。**この本に書いていない合併症もたくさんあります。**いつもどおりの手術をしても、予想もつかないような合併症がおきることもあります。

　くわしいことは、必ず担当の医師に相談するようにしてください。

1　合併症って何？

　合併症は、薬の**副作用**と似ています。

　たとえば、血圧を下げる薬を飲むと、ほとんどの人は血圧が下がりますが、その中のごく一部の人は「じんましんが出た」「せきが出るようになった」「肝臓や腎臓が悪くなった」など、別の病気になってしまうことがあり、これを**副作用**といいます。薬はできるだけ副作用がおきないように作られていますが、**副作用がまったくない薬はありません。**

　手術の**合併症**は、**できるだけ注意して最善の治療をしても、もともとの病気とはちがう病気になってしまうこと**です。**副作用**がまったくない薬がないように、**合併症**がまったくない手術はありません。

薬	➡	副作用
手術	➡	合併症

血圧を下げる薬を飲むと…

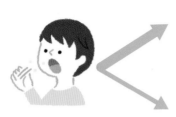

ほとんどの人は
血圧が下がる

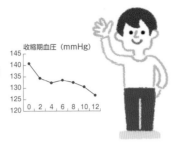

ごく一部の人は
別の病気になる

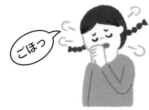

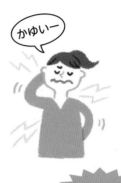

かゆいー

ごほっ

副作用

手術をすると…

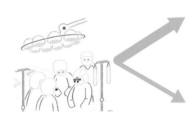

ほとんどの人は
元気になる

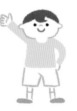

ごく一部の人は
別の病気になる

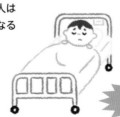

合併症

インフォームド・コンセントって何❓

　コンセントは「同意、承諾」という意味です。医療者から病気や治療などについて十分に説明をしてもらった上で、患者さんやご家族に同意を得てから治療を進めることを「インフォームド・コンセント」といいます。先天性心疾患は難しいところもありますが、「先生におまかせします」というのではなく、きちんと説明を聞いて、わからないことがあれば質問することが大切です。

　まず病名と、その病気はどのような病気なのか？　今の状態はどうなのか？　などを説明します。

病気の治療法として手術がある時

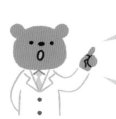

もし、手術をしなければ…
しばらくは、ふつうに成長するかもしれませんが、大きくなるとだんだん苦しくなり、階段を登るのも難しくなるかもしれません。

もし、手術をしたら…
大きくなっても、ふつうに生活できるかもしれませんが、手術の合併症で、寝たきりになったり、障害が残ったりすることもあります。

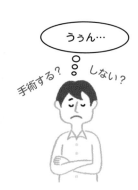

うぅん…
手術する？　しない？

手術の方法がいくつかある時

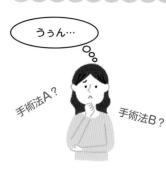

うぅん…
手術法A？　手術法B？

Aという手術をすると…
〇〇という良い点はありますが、××という合併症がおきる可能性はあります。

Bという手術をすると…
□□という良い点はありますが、△△という合併症がおきる可能性はあります。

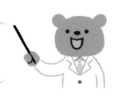

　手術の合併症は、死につながるものもあれば、後遺症が残るものもあり、手術をする前よりも状態が悪くなる可能性もあります。手術をする前に、病気や治療法、そして合併症について十分に理解し、**危険をともなうことを覚悟したうえで、ご本人、ご家族の方が手術をすることに同意して、はじめて手術を引き受けることができます。**

　手術を受ける前に、医師の説明でわからないことがあれば、遠慮なく医師に相談し、納得したうえで手術を受けるようにしてください。

2　心臓手術の合併症はなぜおきるの？

心臓の手術は、それ以外の手術にくらべると合併症がたくさんあります。どうして心臓の手術は合併症が多いのでしょうか？

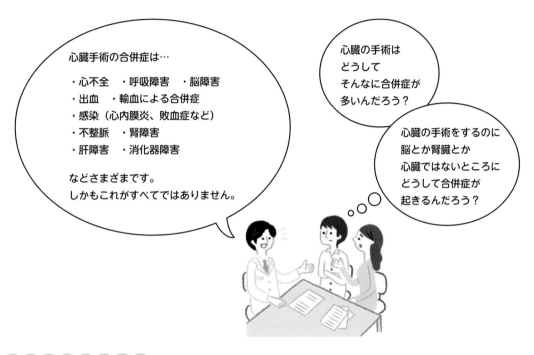

心臓手術の合併症は…

・心不全　・呼吸障害　・脳障害
・出血　・輸血による合併症
・感染（心内膜炎、敗血症など）
・不整脈　・腎障害
・肝障害　・消化器障害

などさまざまです。
しかもこれがすべてではありません。

心臓の手術は
どうして
そんなに合併症が
多いんだろう？

心臓の手術をするのに
脳とか腎臓とか
心臓ではないところに
どうして合併症が
起きるんだろう？

合併症のおもな6つの原因

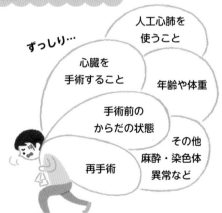

ずっしり…

・人工心肺を使うこと
・心臓を手術すること
・年齢や体重
・手術前のからだの状態
・その他　麻酔・染色体異常など
・再手術

合併症がおきる原因は1つではなく、いくつもの原因が重なっておきます。おもな原因をあげると6つあります。

特に**脳**や**腎臓**など心臓以外の場所にも合併症がおきるおもな理由は、**心臓を手術すること**と**人工心肺を使うこと**の2つです。

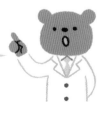

それぞれの合併症についての説明の前に、合併症のおもな6つの**原因**について説明します。

6

章　心臓手術の合併症

❶心臓を手術することによる影響

心臓は全身に血液を送る**ポンプ**の役割をしているので、その心臓を手術することは全身に影響します。

まず、ポンプが弱くなり**心不全**（p.86）の状態になると、全身へ流れる血液が減ってしまうことで、全身のいろいろな臓器（脳、肺、腎臓、肝臓、胃や腸など）にも合併症がおきます。

心臓や血管など、血液が流れているところを手術するので、他の場所を手術するよりも**出血**しやすいです（p.90）。

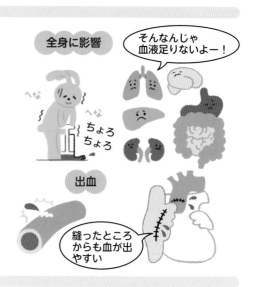

全身に影響

そんなんじゃ
血液足りないよー！

へな　へな　ちょろ
ちょろ

出血

縫ったところ
からも血が出
やすい

❷人工心肺を使うことによる影響

人工心肺は3章（p.32）で説明したとおり、心臓の手術をしている間、心臓のかわりをしてくれる機械です。基本的に**人工心肺**なしで心臓の手術はできませんが、**あくまで機械なので**、からだにとって悪影響になることがいくつかあります。

▶血液を固まらないようにすることによる影響

血液は、血管の外や血管以外のものにふれると自然に固まる性質があります。キズから血が出ていても、しばらくするとかさぶたができて血が止まるのはこのためです。

人工心肺のチューブなどは人工物なので、血液がチューブなどにふれると、血液はすぐに固まりチューブがつまってしまいます。そうならないように、**血液を固まらないようにする薬（抗凝固剤**、おもに「ヘパリン」という薬）を大量に使います。人工心肺を使い終わったあと、この薬の効き目を弱くする薬（プロタミン）を使いますが、それでも血が止まりにくい状態は手術が終わったあともしばらく続きます。

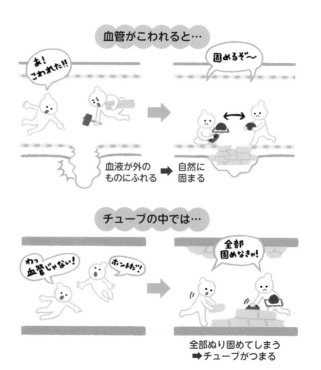

血管がこわれると…

あ！
こわれた!!

固めるぞ〜

血液が外の
ものにふれる

自然に
固まる

チューブの中では…

わっ
血管じゃない！

ホントだ!!

全部
固めなきゃ！

全部ぬり固めてしまう
➡チューブがつまる

▶人工物と血液がふれることによる影響

血液は、自分のからだではないチューブや機械を「敵」だと思って攻撃する性質もあります。1章の「血液の役割」（p.12）で説明した**免疫**とよばれる働きによるもので、ふだんは菌がからだに入ってきた時に攻撃するための性質ですが、人工心肺を使う時はからだにとって悪影響となります。

チューブや機械を「強敵」として激しい攻撃をするため、からだのいろいろな臓器までも攻撃してしまうことで、全身が「戦場」のような状態になり、からだのあちこちがダメージを受けて、合併症をひきおこします。

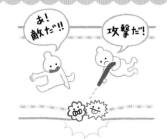

自分のからだ以外のものに血液がふれると…

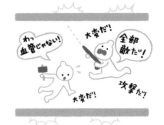

チューブに血液がふれると

▶回路を液体で満たすためにおこる影響

血管の中がすべて血液で満たされているように、チューブや機械の中も、血液のかわりに水に近い液体で満たします（血液を混ぜることもあります）。人工心肺を使うと、この液体とからだの血液とが混ざり合うため、血液が必ずうすくなります（**血液希釈**）。

血液がうすくなると、酸素を運ぶための赤血球の量が減り、からだに十分な酸素を運べなくなります（**貧血**）。また、血を固めるための血液の成分が減り、血が止まりにくくなります（**出血傾向**）。

さらに、血液の水分が血管の外にしみ出やすくなるため、皮膚や肺など、いろいろなところがむくみます（**浮腫**）。手術が終わったあと、顔がむくんでいるのはこのためです。肺がむくむと、肺で酸素を取り入れたり二酸化炭素を出したりする機能が悪くなります（**呼吸障害**）。

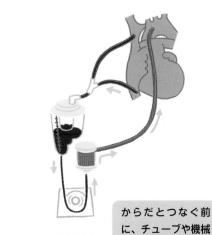

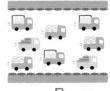

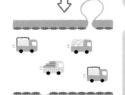

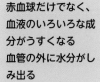

からだとつなぐ前に、チューブや機械の中は水で満たす

からだの血液と混じると、血液はうすくなる

赤血球だけでなく、血液のいろいろな成分がうすくなる
血管の外に水分がしみ出る

▶機械（ポンプ）で血液を全身に送ることによる影響

人工心肺は、心臓のかわりに、機械（ポンプ）で勢いをつけて全身に血液を押し出すので、機械で勢いをつける時に、赤血球がこわれてしまうことがあります（**溶血**）。

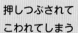

押しつぶされて
こわれてしまう

長い時間人工心肺を使っていると、からだはどんどんダメージを受けてしまうため、できるだけ短い時間使用するように心がけて手術をしています。

❸年齢や体重による影響

4章（p.40）で説明しましたが、こどもはからだが**小さい**ために手術がより難しくなります。

特に赤ちゃんは臓器が未熟です。たとえば、赤ちゃんは「おぎゃー！」と生まれてきてはじめて肺を使って呼吸をします。そのため、生まれたばかりの赤ちゃんは、呼吸が上手ではありません。手術のあと、呼吸の経験の少ない赤ちゃんにとっては、機械で助けられている状態から自分で呼吸をするようになることは、大きなハードルとなります。

他の臓器も未熟なので、赤ちゃんは特に注意深く治療をする必要があります。

赤ちゃんはからだの中も未熟

❹再手術による影響

こどもの心臓手術は、数回に分けて行うことがあります（p.44）。人工物を使って手術をしたあと、からだが大きくなれば、からだに見合った大きさのものに取り替えるための手術をします。

皮膚のキズが治るのと同じように、心臓のキズも自然にくっついていきますが、いっしょに心臓とそのまわりもくっついてしまいます（**癒着**）。

同じ場所をもう一度手術する場合、くっついているところをはがすのに時間がかかって手術時間が長くなったり、はがしたところから出血したりするため、何度も手術をすると合併症のおきる危険性が高くなります。

はじめての手術

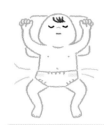

ツルツル

2回目以降の手術

べったり

のりでくっついたようになって、輪郭がわからない

❺手術前のからだの状態による影響

手術をする前の状態は、病気や症状の重さなどで、人によってちがいます。ふつうに生活している人もいれば、ずっと入院していなければならない人、自分で呼吸をすることもできない人までさまざまです。

手術をする前から、心臓が弱っている、肺が弱っている、腎臓が弱っている、ということがあれば、それだけ合併症がおきやすくなります。

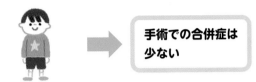

もともとふつうに生活している

手術での合併症は少ない

ずっと入院している

手術での合併症がおきやすい

❻その他の影響

麻酔なくして手術はできませんが、薬の副作用によって、アレルギーをおこしたり、肝臓や腎臓に負担となったりして合併症をおこすこともあります。

輸血や血液製剤で、ごくまれにですが感染やアレルギーをおこすこともあります（**血液製剤による合併症**）。

また、先天性心疾患の中には、全身の先天性の病気の中の1つとして心臓に異常があることがあります。染色体や遺伝子の異常による病気（「21トリソミー」または「ダウン症候群」、「18トリソミー」、「22q11.2欠失症候群」などや「内臓錯位症候群」）では、心臓以外にも異常があることが多いため、合併症がおきやすくなります。

たとえば、「無脾症候群」や「22q11.2欠失症候群」は、菌がからだに入ってきた時に戦う**免疫**の力が生まれつきほかのこどもより弱く、手術で感染しやすいのです。

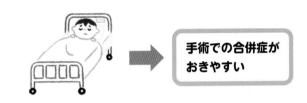

その他の影響

麻酔の薬による副作用

染色体や遺伝子の異常　　輸血による副作用

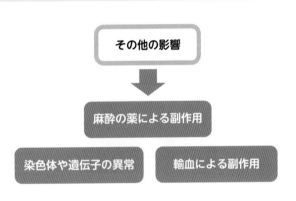

染色体や遺伝子の異常

染色体

細胞核

遺伝子DNA

心臓だけでなく全身のいろいろなところに病気が出る

3 心臓手術の合併症ってどんなものがあるの？

ここからは、心臓手術のおもな合併症について説明します。

① 心不全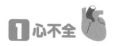

心不全は、心臓の「ポンプ」が弱くなって、全身に十分な血液を送れなくなることです。心臓の手術をするため、手術のあとは必ず心臓のポンプは弱くなります。つまり、手術のあとは、**一時的に全員が心不全になります**。手術のダメージが強ければ強いほど、より心不全がひどくなります。

心不全がひどくなるおもな原因

- もともとポンプが弱い
- 手術の前から心不全がある
- 手術時間が長い
- 人工心肺の時間が長い

心不全になったらどうなるの？

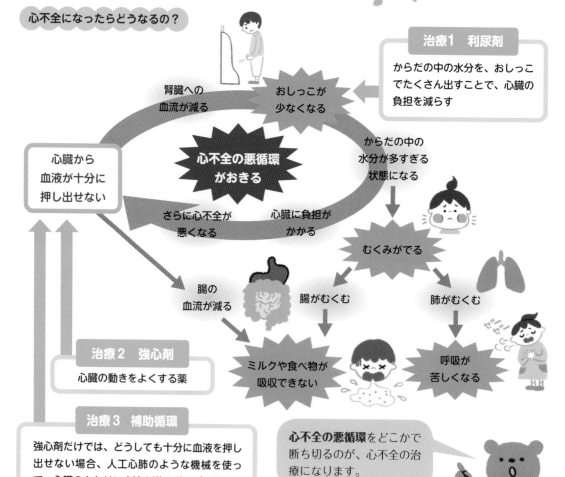

治療1 利尿剤

からだの中の水分を、おしっこでたくさん出すことで、心臓の負担を減らす

心不全の悪循環がおきる

- 腎臓への血流が減る
- おしっこが少なくなる
- からだの中の水分が多すぎる状態になる
- 心臓から血液が十分に押し出せない
- さらに心不全が悪くなる
- 心臓に負担がかかる
- むくみがでる
- 腸の血流が減る
- 腸がむくむ
- 肺がむくむ

治療2 強心剤

心臓の動きをよくする薬

治療3 補助循環

強心剤だけでは、どうしても十分に血液を押し出せない場合、人工心肺のような機械を使って、心臓のかわりに血液を送るポンプで治療

ミルクや食べ物が吸収できない

呼吸が苦しくなる

心不全の悪循環をどこかで断ち切るのが、心不全の治療になります。

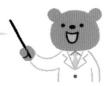

心不全の程度によって治療は変わり、どれぐらいで回復して退院するのかがちがいます。

心不全の程度と手術前後の流れ

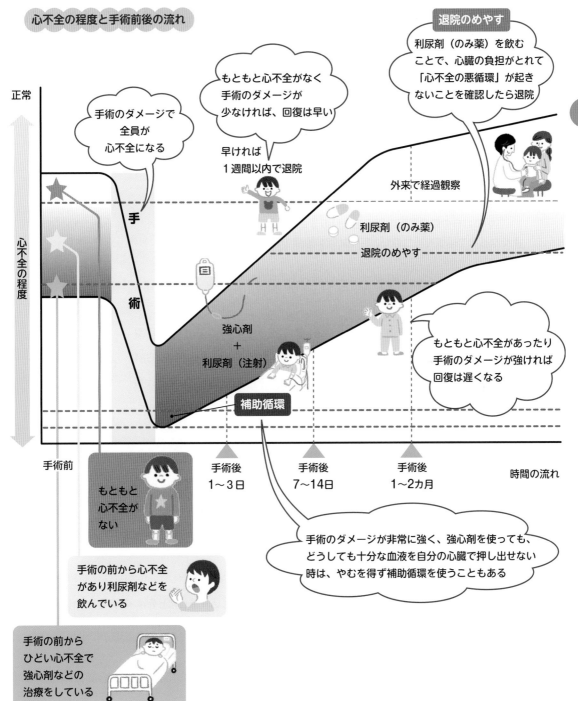

手術のダメージで
全員が
心不全になる

もともと心不全がなく
手術のダメージが
少なければ、回復は早い

早ければ
1週間以内で退院

退院のめやす

利尿剤（のみ薬）を飲む
ことで、心臓の負担がとれて
「心不全の悪循環」が起き
ないことを確認したら退院

正常

心不全の程度

手

術

外来で経過観察

利尿剤（のみ薬）

退院のめやす

強心剤
＋
利尿剤（注射）

補助循環

もともと心不全があったり
手術のダメージが強ければ
回復は遅くなる

手術前

もともと
心不全が
ない

手術後
1～3日

手術後
7～14日

手術後
1～2カ月

時間の流れ

手術の前から心不全
があり利尿剤などを
飲んでいる

手術のダメージが非常に強く、強心剤を使っても、
どうしても十分な血液を自分の心臓で押し出せない
時は、やむを得ず補助循環を使うこともある

手術の前から
ひどい心不全で
強心剤などの
治療をしている

6章 心臓手術の合併症

2 呼吸障害（呼吸不全）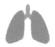

呼吸障害は、肺がダメージを受けて、酸素を取り込んで二酸化炭素を吐き出すという肺の働きが悪くなることです。**心不全**と同じく、手術のあと**一時的に全員が呼吸障害になりますが**、その程度はさまざまです。

❶呼吸障害のおもな原因は？

心不全や人工心肺の影響で肺がむくむ （はいすいしゅ） （肺水腫）	空気の出入り口がせまい、つまっている （きどうきょうさく・むきはい） （気道狭窄・無気肺）	肺高血圧がひどく肺血流量が少ない	横隔膜の動きが悪い （おうかくしんけいまひ） （横隔神経麻痺）
肺のまわりに水がたまる （きょうすい） （胸水）	肺炎になる （はいえん） （「感染」 p.92）	肺や気管が傷つく （はい・きかんしゅっけつ） （肺・気管出血）	長い間、人工呼吸器を使っている （こきゅうきん・いしゅく） （呼吸筋の萎縮など）

など…

これらの呼吸障害の原因をとりのぞきよくなるまで回復を待つのが、呼吸障害の治療の基本

自分でしっかりせきをする、深呼吸をするなども大事です！

❷呼吸障害のおもな治療は？

▶人工呼吸療法

呼吸障害の原因がよくなるまで、人工呼吸器を使って肺を休ませて、回復するのを待ちます。口に太いチューブが入るので不快であり、機械に頼る時間が長くなると自分で呼吸する力が弱くなるため、できるだけ使う時間は短くするようにします。しかし、呼吸障害が強かったり、呼吸をする力が弱かったり（特に赤ちゃん）すると使う時間が長くなることがあります。

▶酸素療法

ふつうの空気中の酸素の濃度は約21％ですが、酸素の濃度をそれ以上に高くすることで、呼吸障害のために酸素が十分に取り込めない時に、空気を吸うよりもたくさんの酸素を取り込むことができるようになります。

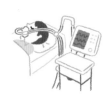

▶一酸化窒素療法

一酸化窒素は、排気ガスやタバコに含まれている「有害なもの」というイメージがありますが、少ない量では肺の血管を広げる効果があります。手術のあとの肺高血圧をよくするために使われます。

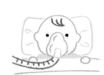

▶補助循環

人工呼吸器を使っても、どうしても呼吸障害が強く酸素が足りない時は、人工心肺と同じような機械を使います。

③ 脳障害

脳障害は**おきる確率は低いのですが、おきてしまうととても重大**です。脳は重要な臓器なので、いつもたくさんの酸素を必要とし（p.12）、血流や血液中の酸素が少なくなると、他の臓器よりも早くダメージを受けやすいです。

❶脳障害のおもな原因は？

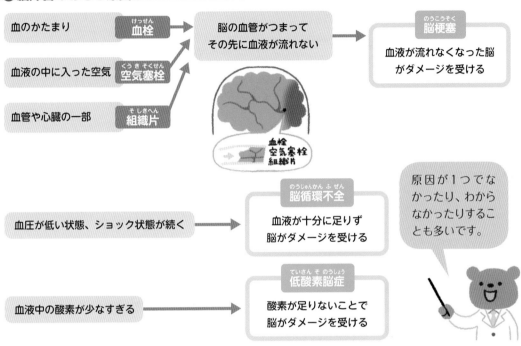

血のかたまり → **血栓**（けっせん）	→ 脳の血管がつまってその先に血液が流れない →	**脳梗塞**（のうこうそく） 血液が流れなくなった脳がダメージを受ける
血液の中に入った空気 **空気塞栓**（くうきそくせん）		
血管や心臓の一部 **組織片**（そしきへん）		

血栓
空気塞栓
組織片

血圧が低い状態、ショック状態が続く → **脳循環不全**（のうじゅんかんふぜん）
血液が十分に足りず脳がダメージを受ける

血液中の酸素が少なすぎる → **低酸素脳症**（ていさんそのうしょう）
酸素が足りないことで脳がダメージを受ける

原因が1つでなかったり、わからなかったりすることも多いです。

脳障害はおきてしまうと重大なので、とにかく予防することが最も重要です。手術中、心臓や血管の中に空気が入らないように、細心の注意をはらって手術を行うなど、脳障害をおこさないことを最優先に考えた方法で手術を行っています。

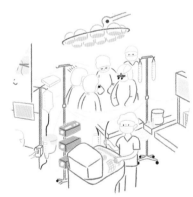

❷脳障害になったらどうなるの？

脳はからだのすべての場所に命令を出しているので、いろいろな症状があります。

意識障害（いしきしょうがい）	**麻痺**（まひ）	**失語**（しつご）	
目が覚めない	手足が動かない 自分で呼吸ができない	言葉がわからない 話ができない	など…

 けいれんなどの症状は一時的におこることはあるが、一度、脳が大きなダメージを受けると、後遺症が残ることがある

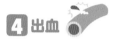 **4 出血**

どんな手術でも多少の出血はありますが、特に心臓の手術は出血が多いです。

❶出血のおもな原因は？

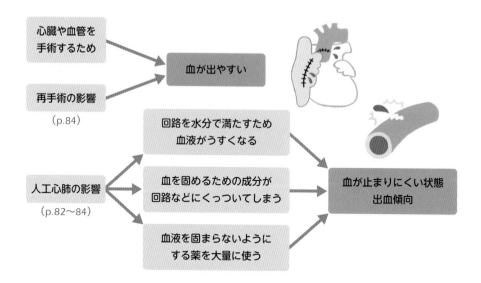

心臓や血管を
手術するため

再手術の影響
（p.84）

→ 血が出やすい

人工心肺の影響
（p.82〜84）

→ 回路を水分で満たすため
血液がうすくなる

→ 血を固めるための成分が
回路などにくっついてしまう

→ 血液を固まらないように
する薬を大量に使う

→ 血が止まりにくい状態
出血傾向

❷出血するとどうなるの？

貧血・出血性ショック

出血の量が多いと血液がうすくなって貧血になったり、急激に出血すると血圧が下がって非常に具合が悪くなること（ショック）がある。

心タンポナーデ

手術のあとの出血が心臓のまわりにたまって、心臓が圧迫されて、動きが悪くなってしまうこと。たまった血液をからだの外に出せるようにドレーンという管を手術の時に入れる（p.35）。入れていてもなる場合もあり、いったん血が出なくなってドレーンを抜いたあとに、また血がにじみ始めることもある。

❸出血の治療は？

輸血
ゆ けつ

貧血がひどい時は輸血が必要になる。血液の中の足りない成分をそれぞれ補充する。血圧が低いなど状態が悪ければ、強心剤などの薬を使う。

心のうドレナージ・再開胸止血
さいかいきょう し けつ

心のうは心臓をつつんでいる「ふくろ」の名前で、からだの中にたまった血液を外に出すことをドレナージという。出血が続く時は、もう一度心臓が見える状態にして、出血しているところを確認して、血を止める。

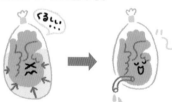

輸血・血液製剤って何❓

どうやって作られるの？

・日本人の方々の献血によって作られたもの
・外国人を含む方々の血液によって作られたもの
・人や動物の一部から作られたもの
これらをまとめて**特定生物由来製品**といいます。
厳しい検査をしたり、加熱したり、さまざまな処理
をすることで、安全に使えるようにしています。

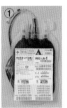 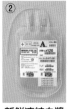 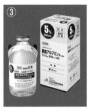

赤血球液　　新鮮凍結血漿　　アルブミン

（写真提供：①②日本赤十字社、③日本血液製剤機構）

どんな種類があるの？

　心臓の手術で使うおもな輸血・特定生物由来製品は、
・赤血球（赤血球液）
・血漿（新鮮凍結血漿）
・血小板（血小板濃厚液）
・生体組織接着剤 → 手術で使う接着剤のようなもの
・アルブミン、ハプトグロビンなど → タンパク質の一種　などです。

> ふつう「輸血」とよばれるのは、
> **赤血球・血漿・血小板**のことです

輸血による合併症は？

‖ウイルス性肝炎などの感染

　現在は厳しい検査が行われ、以前よりもずっと安全性は高くなりました。しかし、ウイルス性肝炎（B型、C型肝炎など）、HIV（エイズウイルス）や、まだ発見されていないウイルスなど、感染の危険性は完全に**ゼロ**ではありません。

‖アレルギー反応、拒絶反応

　軽い症状であれば、皮膚が赤くなったり、じんましんができたりします。確率は非常に低いですが、ひどい時は、GVHD（**移植片対宿主病**）と呼ばれる**拒絶反応**をおこして命にかかわることもあります。

注意 ⚠

　輸血や血液製剤を使うことで合併症をおこす可能性はありますが、逆に、輸血を使わない（使う準備をしていない）と手術が安全にできません。このため、心臓の手術をする前には、輸血について説明をして、必要があれば使うという**同意書**を必ずいただいています。

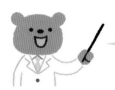

> なるべく輸血を使わないようにするために、
> ・人工心肺回路をなるべく小さくする
> ・自己血貯血（自分の血液を事前にためておく）
> などの工夫も行われています。

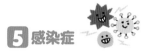
5 感染症

一般に「ばい菌」とよばれるものは、おもに3種類に分けられます。

> ウイルス：インフルエンザや肝炎ウイルス、エイズなど
> 細菌：大腸菌、結核菌、黄色ブドウ球菌など
> 真菌：いわゆるカビ、白癬菌（水虫）、カンジダなど

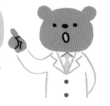

まとめて「菌」とよぶことにします。

菌が人間に病気をおこすことを、**感染症**といいます。菌が病気をおこした場所によって**肺炎**、**腸炎**、**脳炎**とよびます。

❶ 感染症の原因は？

人工心肺を使うこと

心不全

抵抗力がもともと弱い（赤ちゃんなど）

手術をすること

菌と戦う力（抵抗力）が落ちる

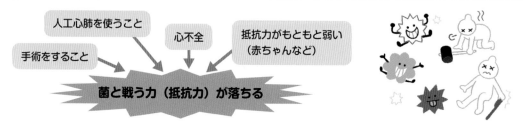

❷ 感染症の予防は？

感染症がおきると、そのぶん回復を遅らせてしまいます。だから、感染しないように予防することが大切です。

消毒

皮膚の表面にいる菌がからだの中に入らないように、手術をする前に手術をする場所とそのまわりに消毒液を塗って消毒する (p.30)。

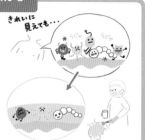

きれいに見えても…

抗菌剤

もしからだの中に菌が入ってきた時に、菌が増えないようにするために抗菌剤を使う。手術の直前から使いはじめる。

❸ 感染症の治療は？

菌の種類と効く抗菌剤を調べる

菌の種類によって効く抗菌剤の種類がちがうので、感染している場所の一部（たとえば肺炎なら痰など）をとって検査（培養）をする。

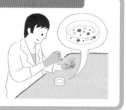

抗菌剤を使う

熱が出たり、血液検査で感染が考えられる時は、抗菌剤を使う。培養検査で菌の種類や効く抗菌剤がわかったら、その薬に変更する。

洗う・取り除く

抗菌剤が効きにくい場所で、菌が増えた時は、菌の数を減らすために直接洗うこともある。カテーテルなどの人工のものは菌がくっつきやすいため、なるべく取り除くようにして、取り除けない時は新しいものに取り替える。

抵抗力を上げる

心不全があったり、栄養が足りていなかったりすると、抵抗力が落ちてしまう。これらの治療をして、抵抗力を上げることも大切である。

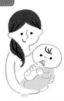

❹感染症によるおもな合併症

心内膜炎（しんないまくえん）　◀　心臓の中の感染

高い熱が出て、心臓の弁などをこわしたり、菌のかたまりがからだのどこかに飛んでいったりする。手術で人工の部品（人工弁や人工血管など）を使うと、菌がくっつきやすいため、特に注意が必要。抗菌剤で治療をしても菌がなくならない時は、再び手術をしなければならないこともある。

創部感染（そうぶかんせん）　◀　キズの感染

キズが赤くなり「うみ」が出て、縫ったキズが開いてしまうことがある。キズが治るためには菌がいない状態にすることが大事で、まず抗菌剤で治療するが、しばらく菌を洗い流すこともある。

肺炎（はいえん）　◀　肺の感染

肺の中で菌が増えて、痰が多くなったり、呼吸障害の原因（p.88）になったりする。

縦隔洞炎（じゅうかくどうえん）　◀　心臓のまわりの感染

まず抗菌剤で治療するが、抗菌剤が効きにくく、どうしてもよくならない時は、もう一度キズを開けて、菌を洗い流すことがある。

敗血症（はいけっしょう）　◀　血液の中の感染

菌が血液の中で増えている状態で、感染症の中では最もこわい病気。高い熱が出て、ひどい時は血圧が下がって具合が悪くなり、心臓に大きな負担となって、命にかかわることもある。

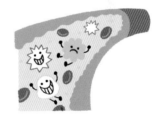

感染した時の血液検査の結果は❓

おもに**白血球**と**CRP**が目安になります。

白血球

からだのどこかで感染がおきている時に、細菌と戦うために増えます。大人の正常の値は1マイクロリットルあたり3,000〜10,000個ですが、赤ちゃんはこれよりも多いのがふつうです。

CRP

からだの中で何かと戦っていたり、からだの何かがこわれていたりすると増えるタンパク質です。正常値は大人で0.3mg/dL以下です（こどもは年齢や性別によって差があります）。

6 不整脈

　心臓には2つのタンク、2つのポンプがありますが、これがバラバラに仕事をしていたら、うまく血液が流れません。効率よく血液を送り出すために、1回の脈の中で「3拍子」のリズムをとって、規則正しく動いています。

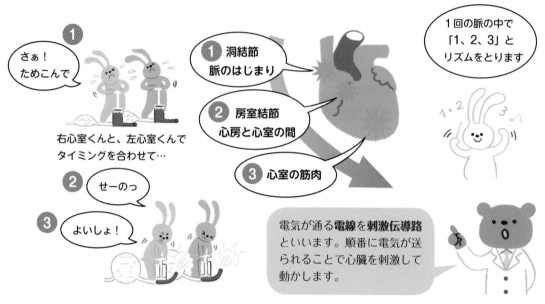

❶不整脈の原因は？

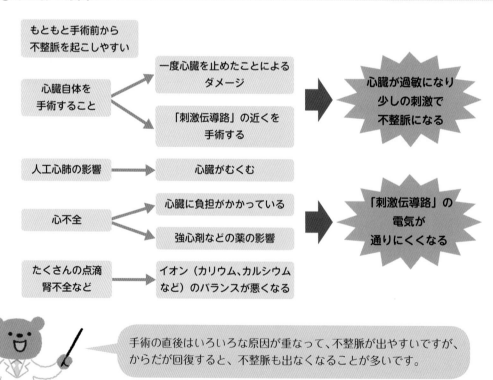

手術の直後はいろいろな原因が重なって、不整脈が出やすいですが、からだが回復すると、不整脈も出なくなることが多いです。

❷どんな不整脈があるの？

徐脈（じょみゃく）
脈が異常に遅くなる

頻脈（ひんみゃく）
脈が異常に早くなる

期外収縮（きがいしゅうしゅく）
洞結節以外の場所から始まる脈が出る

粗動・細動（そどう・さいどう）
リズムが乱れて心臓がピクピクけいれんする

ブロック
電線が電気を通しにくいまたは電線が切れてしまう

表1 正常の1分間の脈拍数	
赤ちゃん	120〜140回
こども	80〜120回
大人	60〜100回

❸不整脈の治療は？

原因の治療

心不全の治療をしたり、イオンのバランスを良くしたり、不整脈の原因になっていることを治療することが大事。

不整脈の薬

薬で不整脈を少なくすることもある。

ペースメーカー

3章（p.36〜）でも説明したように、手術の最後に**一時的ペースメーカーリード**を心臓につける。心臓が止まったり、危険な不整脈になったりした時に、からだの外から心臓に電気の「ムチ」を打つことで心臓を動かして、最悪な状況を乗り切るために使う。また、脈が遅い時に脈を早くしたり、不整脈の治療をしたりするためにも使う。

ふつうは一時的に使うだけで、問題がなければ1週間ぐらいで抜く。しかし、手術のあとに脈が遅い状態や、電気の刺激が通じにくい状態が続く時は、心臓を電気で刺激する**植え込み型ペースメーカー**をからだに入れることになる。

一時的（体外式）ペースメーカー

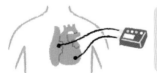

電線 (リード) だけつける刺激をする機械はからだの中に入れない

永久（植え込み型）ペースメーカー

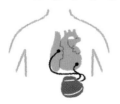

刺激をする機械をからだの中に入れる

電気ショック、胸骨圧迫（きょうこつあっぱく）、補助循環（ほじょじゅんかん）

ポンプである心室が粗動・細動というけいれんをおこした状態になると、心臓から全身に血液を送れなくなる。心臓が止まってしまったのと同じような状態。

心室粗動・心室細動になった時は、すぐに電気ショック（電気的除細動）、胸骨圧迫（心臓マッサージ）をして、補助循環が必要になることもある。

電気ショック（電気的除細動）

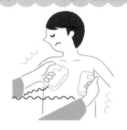

胸骨圧迫（心臓マッサージ）

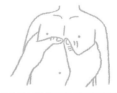

7 腎不全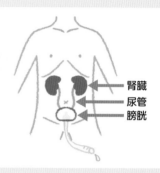

❶腎臓のおもな役割

①からだ全体の水分のバランスを保つ
②イオン（ナトリウムやカリウムなど）のバランスを保つ
③からだの不要物をおしっこに出す

腎臓
尿管
膀胱

❷腎不全の原因は？

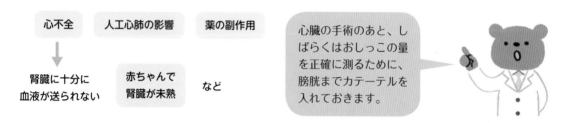

心不全　　　人工心肺の影響　　　薬の副作用

↓

腎臓に十分に
血液が送られない　　赤ちゃんで
腎臓が未熟　　など

心臓の手術のあと、し
ばらくはおしっこの量
を正確に測るために、
膀胱までカテーテルを
入れておきます。

❸腎不全の治療は？

▶心不全の治療

・強心剤を使って、腎臓に流れる血液を増します。

・利尿剤を使って「心不全の悪循環」（p.86〜）を断つようにします。

▶人工透析（じんこうとうせき）

　どうしてもおしっこが出ない時は、**人工透析**を行います。人工透析は**血液透析**（けつえきとうせき）と**腹膜透析**（ふくまくとうせき）の２種類がありますが、こどもは**腹膜透析**を使います。

　大人の腎不全は、一度透析を始めると、一生透析をしなければならないことがありますが、こどもではずっと透析を続けなければならないことはほとんどありません。

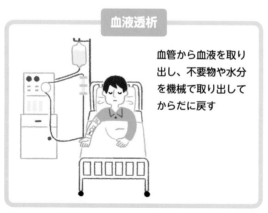

血液透析

血管から血液を取り
出し、不要物や水分
を機械で取り出して
からだに戻す

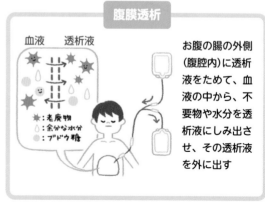

腹膜透析

血液　　透析液

★：老廃物
💧：余分な水分
○：ブドウ糖

お腹の腸の外側
（腹腔内）に透析
液をためて、血
液の中から、不
要物や水分を透
析液にしみ出さ
せ、その透析液
を外に出す

腎不全の時の血液検査の結果は❓

おもに**尿素窒素（BUN）、クレアチニン（Cr）とカリウム（K）**が目安になります。

尿素窒素（BUN）・クレアチニン（Cr）

からだでタンパク質が使われたあとに、不要物としておしっこから出すものですが、腎不全になると出せなくなって高くなります。

正常値は BUN 3〜20mg/dL※、Cr 0.2〜0.9mg/dL※です。

カリウム（K）

カリウムイオンが血液中で増えすぎると、心臓が止まってしまいます。正常値は3.5〜5.0mEq/L※です。

※ BUN、Cr、Kの正常値は年齢や性別によって差があり、あくまで参考値です。

8 胃や腸の合併症

❶出血性胃潰瘍

心臓の手術は、からだへの負担が大きく、小さいこどもでも**胃潰瘍**になり、胃から出血することがあります。

❷イレウス

腸の動きが止まってしまうことです。手術の負担や、心不全で腸がむくんでいるために、腸の動きが悪くなり、それがひどい時にイレウスになります。また、もともと腸の位置の異常があるためになることもあります。

❸壊死性腸炎、腸穿孔、腹膜炎

心不全や血液の流れ具合によって、腸へ流れる血液の量が少なくなると、あまりいい言い方ではありませんが、腸が「腐ってしまう（＝壊死）」ことがあり、それによって腸にあなが開いて（腸穿孔）、腸の外にうんちが出てしまって腹膜炎になることがあります。そうなると、緊急手術が必要になります。

9 肝臓や胆のうの合併症

❶黄疸（ビリルビン上昇）

ビリルビンは、肝臓と胆のうで処理されて、からだの外に出されるものです。肝臓や胆のうが悪くなると、からだの中にたまり、**黄疸**といって、皮膚や目の色が黄色〜茶色になります。赤ちゃんはもともと肝臓や胆のうが未熟なので、黄疸になりやすいです。治療は、赤ちゃんであれば、紫外線をあてる**光線療法**を行います。

❷肝機能障害

血圧が下がって肝臓の血流が少なくなったり（ショック肝）、薬の副作用で肝臓が悪くなったり（薬剤性肝障害）、腸の動きが悪くなるのといっしょに胆のうがビリルビンを出せなくなったり（胆汁うっ滞）することで、肝臓の機能が悪くなることがあります。

10 その他の合併症

❶乳び胸

胸の中を通るリンパ管からリンパ液がもれて、肺の外側にリンパ液がたまる病気です。たまるリンパ液の量が多ければ、管を入れてリンパ液を外に出す治療が必要になります。

❷反回神経麻痺

反回神経は、声を出す**声帯**を動かすための神経です。この神経が心臓に近いところを通っているため、手術でキズつけてしまって、声がかすれたり、食べ物にむせやすくなったりすることがあります。

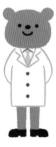

7章 入院から退院までの流れ

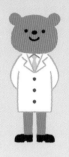

心臓の手術を受けるために入院する時の、入院前の準備から、入院、退院までの流れについて説明します。細かい部分はそれぞれの病院によってちがうので、必ず入院する病院に確認してください。

1 特に入院する前に注意すること

❶ かぜをひかないようにする

心臓の手術はからだへの負担が大きいので、手術をすると菌と戦う力（抵抗力）が落ちてしまいます（p.92）。そのため、かぜの症状があると、手術を延期することがあります。もし、入院予定日の直前に、かぜの症状（せき、くしゃみ、発熱）や、副鼻腔炎（青バナ）、中耳炎（耳痛、みみだれ）、胃腸炎（下痢、嘔吐）などがあったら、早めに病院に連絡しましょう。

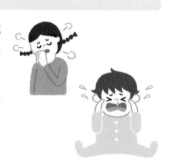

❷ 伝染病に気をつける

手術の1カ月前ぐらいから、伝染病（インフルエンザ、おたふくかぜ、みずぼうそう、など）が流行っている時期には、人ごみに行かないようにしましょう。できれば、保育園や幼稚園、学校もお休みした方がよいです（表1）。

もし、保育園や幼稚園、学校で、伝染病にかかったこどもがいて、接触の可能性があったら、すぐに病院に知らせるようにしましょう。伝染病の多くは症状がない潜伏期間があるので、「症状がないから…」とそのまま入院してしまうと、ほかの患者さんにうつしてしまう可能性があります。

❸ 頭をぶつけないようにする

心臓の手術をする時は、血が固まらないようにする薬を大量に使います（p.90）。手術の直前に頭をぶつけると、手術するまでは血が止まっていた小さなキズから、手術中に再び出血してしまうことがあります。手術の前は、はげしい運動やケガをしそうなことは、避けた方がよいでしょう。

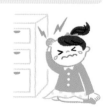

表1 おもな伝染病の潜伏期間、症状、流行時期

病気の名前	潜伏期間	流行時期	おもな症状
インフルエンザ	1〜3日	（季節性の場合）12〜3月	かぜ症状（せき、鼻水、くしゃみ、発熱）
おたふくかぜ（流行性耳下腺炎）	14〜21日	流行時期なし	頬やあごの下の腫れ、飲み込む時の痛み、発熱、頭痛、だるさ、食欲不振
みずぼうそう（水痘）	14日	12〜7月	発熱、頭痛、だるさ、食欲不振 からだ全体の発疹→水疱
はしか（麻疹）	10〜12日	春から夏	かぜ症状（せき、鼻水、発熱）の後に 39℃以上の発熱と発疹
三日ばしか（風疹）	14〜21日	春から夏	顔からはじまり全身に広がる発疹 微熱、あごの下の腫れ
はやり目（流行性角結膜炎）	8〜14日	夏	目の充血、目やに、涙が出る 目の痛み、まぶたが腫れる
リンゴ病（伝染性紅斑）	10〜20日	1〜7月	発熱、頭痛、だるさ、関節痛 頬が赤くなる
手足口病	3〜5日	夏	かぜ症状（せき、鼻水、発熱） 手足口に水疱ができる
RSウイルス	4〜6日	冬	かぜ症状（せき、鼻水、くしゃみ、発熱）
ロタウイルス	2〜4日	1〜4月	嘔吐、下痢、発熱、腹痛
ノロウイルス	1〜2日	冬	嘔吐、下痢、発熱、腹痛

2 入院までに準備しておきたいこと

❶予防接種は早めにすませる

　手術を安全に行うために、予防接種の影響で発熱やけいれんなどの副反応がでる可能性がある時期は、手術はできません。予防接種から手術までどれくらい期間をあけるかは、表2の期間が目安ですが、病院によって異なるためかかっている病院で相談しましょう。また、手術日近くに予防接種の予定があれば、必ず医師に相談してください。

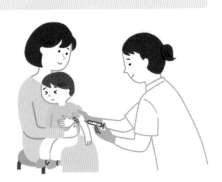

表2 ワクチンの種類とワクチン接種から手術まであけるべき期間

・生ワクチン	
ポリオ、麻疹、風疹、MRワクチン、BCG、流行性耳下腺炎、水痘	約4週間
・不活化ワクチン	
三種混合（ジフテリア、百日ぜき、破傷風）、インフルエンザ、日本脳炎、B型肝炎、肺炎球菌、ヒブ	1〜2週間

❷むし歯や中耳炎などは早めに治療をしておく

手術で抵抗力が落ちると、病気が悪くなることがあるので、手術をする前に治療をすませましょう。ただし、治療が心臓の負担になってしまう病気について、どちらの治療を先にするのかは、病状によってちがいます。それぞれの担当の医師とよく相談してください。

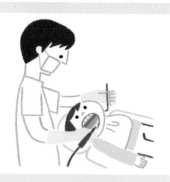

❸皮膚はきれいにしておく

皮膚が荒れていると、キズが治りにくかったり、キズからからだの中に菌が入ってしまったりすることがあります。胸だけでなく、手足やおしっこが出るところのまわりなども、点滴やカテーテルを入れるので、きれいにしておいた方がよいです。気になる時は、小児科や皮膚科の先生に早めに相談するようにしましょう。

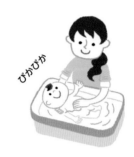

ぴかぴか

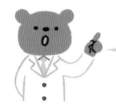

ここからは、入院した時に、少し楽になるためのアドバイスです。参考にしてみてください。

❹薬を飲む練習をしておく

手術のあとは、必ず薬を飲むことになります。薬がきちんと飲めることは、早くよくなることにつながります。また、薬によっては、治療に必要な量が足りないと、状態が悪くなってしまうこともあります。

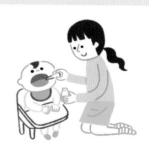

注意 ⚠

薬の飲ませ方については、いろいろな工夫や注意点があります。赤ちゃんなら空腹の時やミルクの前のほうが飲ませやすいです。大事な栄養となるミルクとまぜて薬を飲ませると、ミルクが嫌いになってしまうことがあるため避けてください。また、薬の種類によっては、ジュースやヨーグルトとまぜて飲むと苦味が強くなる薬もあります。薬の飲ませ方は薬剤師さんがくわしいので、病院やかかりつけの薬局の薬剤師さんに相談してみましょう。

❺母乳だけで育てていれば、ほ乳びんでミルクを飲む練習をしておく

　心臓の手術のあと、**心不全**（p.86）をよくするために、水分をどれぐらい飲んでいるか？　おしっこがどれぐらい出ているか？　がわかることがとても大事です。おっぱいから母乳をあげると、赤ちゃんがどれぐらい飲んでいるかを正確に測ることができないので、心不全が落ち着くまで、しばらくおっぱいから母乳をあげられないことがあります。

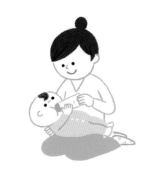

　ほ乳びんで飲むことにもなれておくと、手術のあと赤ちゃんにとっても、お母さんにとっても楽です。「母乳で育てたい！」というお母さんは、さく乳してほ乳びんで飲ませる練習をしてみるとよいでしょう。

❻離乳期であれば、離乳食を進めておく

　心不全の治療は、からだの水分が多すぎないようにすることなので、手術のあとはミルクもふくめて水分は「1日●mLまで」というように、制限されます。ミルク（母乳）だけよりも、離乳食を食べられれば、そのぶん栄養をたくさんとることができますし、満腹感も得られます。無理のない程度に、離乳食を進めておくとよいでしょう。

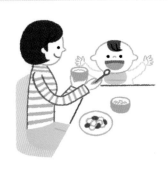

❼お気に入りのおもちゃや、泣き止むツボを見つけておく

　手術の直後は、ほとんどの場合、集中治療室に入ります。集中治療室では面会の時間以外は、ひとりぼっちで過ごさなければなりません。また、一般病棟に戻っても、点滴や管などが入っていると、しばらく**抱っこ**ができないことがあります。

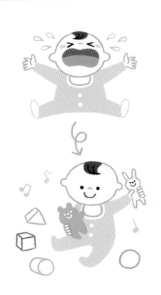

　お気に入りのおもちゃ、DVD・CD、絵本など（病院によっては集中治療室には持ち込みできないことがあるので確認してください）があると、ひとりぼっちのさみしさや、抱っこしてもらえない不満が少しまぎれるので、入院する前に選んでおくとよいでしょう。

　病気によっては、泣きすぎてしまうと肺高血圧発作（p.24）になってしまうこともあるため、泣き止む「ツボ」を見つけておくこともおすすめします。

3 入院から手術日まで

入院前の診察

　入院する前に、かぜをひいていないか、伝染病の人との接触がなかったか、頭はぶつけていないかなど、手術をするのに問題がないかをチェックして、問題がなければ入院になります。

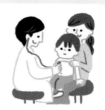

↓

入院

　入院は、お母さんにとっても、こどもにとっても、いつもとはちがう環境で、不安だらけだと思います。わからないことや、不安なことは、医師や看護師に確認しましょう。

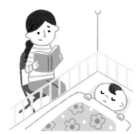

　お母さんがつきそいで入院する病院であれば、どこに何があるのかなど、早めに病棟になれておくようにしましょう。また、こどもは急になれないところで過ごすため、頭をぶつけてしまったりすることがあります。動き回れるこどもは特に注意して、なるべく目を離さないようにしましょう。

↓

手術日までに行うこと

検査・点滴の確保▶採血、レントゲンなどを行います。必要な時は、事前に点滴をとります。

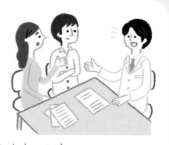

手術の説明▶必ずご両親とも同席して（ほかのご家族で聞きたい方がいれば、同席できるかを病院にご確認ください）、手術の危険性、合併症などについて十分に説明を聞いたうえで、手術の同意書にサインしてください（「インフォームド・コンセント」p.80）。

麻酔の説明▶手術の説明とは別に、麻酔については麻酔科医から説明があります。

↓

手術の前の日に行うこと

　麻酔を安全に行うために、前日から食事を、手術の数時間前から水分（ミルク）をとらないようにします。処置などは病院によって異なるので、確認してください。

入院中はつきそいできる？　できない❓

　病院によって、家族がつきそって入院する病院と、こどもを預かって治療をする病院（「完全看護」という言葉は現在は使いません）があります。つきそいができる病院では、こどもがさみしい思いをしないという良い点があり、つきそいがない病院では、お母さんが仕事をしていたり、兄弟がいる場合はご家族の負担が少ないという良い点があります。病院によって方針がちがうので、入院する予定の病院がどちらなのか、確認しておきましょう。

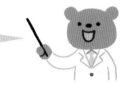

病気や状態によっては、すぐに手術しなければならない場合があります。すぐに手術しなければならない患者さんがいれば、急に手術の予定を変更することがあります。優先順位はそれぞれの患者さんの状態によって判断されます。

4　手術当日

　手術が終わるのを待っている時間は、気が遠くなるほど不安で、長く感じることかと思います。手術が終わるまでの間は、すぐにお伝えしたいことがある時などのために、ご両親は病院の中で待機していただきます。

　手術の説明の時に、手術の予定時間の説明はありますが、予定より長くかかり、遅い時間になることもあります。手術をする病院が自宅から遠い方は、近くの宿泊施設を予約しておいた方がよいか、事前に確認してください。

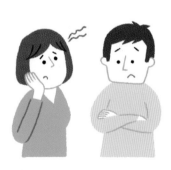

5 集中治療室 (ICU)

心臓の手術が終わると、ほとんどの場合、集中治療室に入ります。 集中治療室に入ったあと、ご家族の方と面会していただきます。

集中治療室に入ったあとも、状態が安定するまでしばらくの間、ご両親に病院で待機していただくことがあります。病院を離れてよいかどうかは、必ず担当の医師に確認してください。

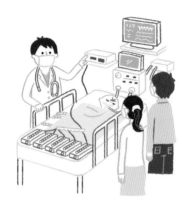

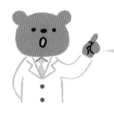

手術のあとの経過は、手術のダメージの強さ、心不全の程度によって、回復の早さは大きくちがいます。どのようなステップで回復していくかを説明したいと思います。

手術直後

麻酔がさめていない状態です。たくさんの管やコードが、からだにつながっています。急にからだや手足を動かして、点滴が抜けたりしないように、安全のため、からだや手足をベッドに固定します（抑制といいます）。

血圧や脈拍、呼吸などが安定しなかったり、手術のあとの出血が続いていたりすれば、麻酔をしばらく続けることもあります。

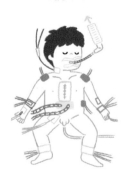

麻酔からさます

血圧や脈拍、呼吸などが安定したら、麻酔からさまします。意識がはっきりしてくると、手足を固定されていることや、入っているたくさんの管やコードがとても苦痛なので、「ぼーっ」とした状態が続くような薬（鎮静剤）を使います。

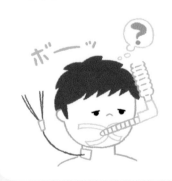

注意 ⚠

　集中治療室は、重症の患者さんが入る場所です。人の出入りが多いと、菌が入ってくる可能性が高くなるため、

- 面会時間の制限
- 1回の面会での人数制限
- 年齢制限

などをしている病院が多いです。

　これ以外でも、その病院の決まり（手洗い、マスクなど）は必ず従ってください。また、体調の悪い人（かぜをひいている人など）は面会はひかえてください。

※ちなみに、「集中治療室＝ICU」は「intensive care unit」の頭文字です。対象とする患者さんによって、「NICU＝neonatal（新生児の）ICU」「PICU＝pediatric（小児の）ICU」などの名前があります。

人工呼吸器をはずす

　自分でしっかり呼吸ができ、痰が出せて、人工呼吸器がなくても大丈夫と判断したら、口からのチューブを抜いて、人工呼吸器をやめます。人工呼吸器をはずしたあと、しばらく呼吸が落ち着いていれば、食事や飲み物（ミルク）を口からとることができるようになります。

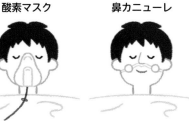

酸素マスク　　　鼻カニューレ

＊酸素療法については6章（p.88）を見てください。

点滴が少なくなる

　心不全がよくなって強心剤などの点滴を減らすことができたり、点滴で治療していた薬を、のみ薬に変更できたりするようになれば、少しずつ点滴が少なくなります。

　ミルクや食事がとれるようになり、点滴が少なくなれば、一般病棟に移動する頃です。

手術のあと　　　数日後…

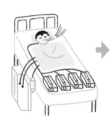 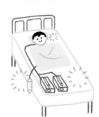

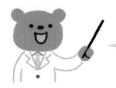

6　一般病棟

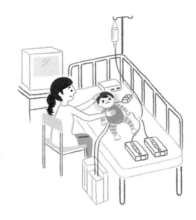

ここでは、つきそいのできる病院の
場合で説明をしていきます。

　一般病棟に移動しても、点滴やドレーン、酸素飽和度モニター、心電図モニターなど、からだにつながっているものはたくさんあります。できるだけストレスにならないように、必要なものだけをつけるようにしますが、しばらくは点滴などが抜けないように、お母さんにみていてもらうことになります。

■ 回復するために大事なこと

❶ 水分制限をまもる、薬をきちんと飲めるようにする

　心不全の治療のため、しばらくは**水分制限**と**利尿剤**を飲むことが必要です。レントゲンや体重をみて、どれぐらい心不全がよくなっているかによって、水分や利尿剤の量を調節します。よくなってくれば、少しずつ水分制限がゆるくなり、利尿剤の量も減ってきて、そろそろ退院…ということになります。

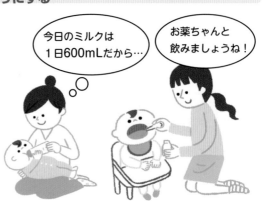

今日のミルクは
1日600mLだから…

お薬ちゃんと
飲みましょうね！

❷ しっかりせきをして痰を出す、動く

　手術のあとは、痰が多く出ます。せきをして痰を出せるようであれば、しっかりせきをして出した方がよいです。「手術のあとは安静にしていた方がよい」ということはありません。無理のない程度に、動いたり、歩いたりした方が、肺が広がって回復を早めます。

　キズの痛みでせきをしづらい、動きたくない、ということがあれば痛み止めを使います。

　赤ちゃんであれば、同じ向きばかりで寝るのはよくありません。お母さんやテレビの方ばかり向いてしまうのであれば、頭の向きを変えて、いろいろな姿勢にした方がよいです。

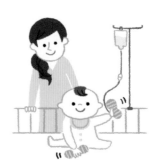

❸できるだけ食事をたくさん食べる

　回復するために、やはり栄養は大事です。栄養のバランスを考えられた病院からの食事を、なるべく食べるようにしましょう。「病院食はあまり好きな食べ物がない…」という場合、好きなもので、栄養になりそうなものがあれば医師や看護師・栄養士に相談してみてください。ただし、好きなものでも、塩分の多いもの、甘いもの、乾燥したもの（おせんべいなど）は、のどが乾く原因になり、水分制限がさらにつらくなるので、食べさせないようにしましょう。

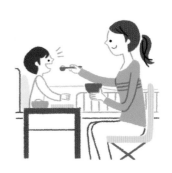

　また、水分制限のため、便秘になりやすいです。便が出にくかったり、お腹を痛がったりする時は、下剤や浣腸などを使いますので、相談してください。

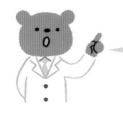

7　退院したあとに注意すること

　退院してからも、数週間に一度は外来に来ていただいて、問題がないかを診ていきます。ただし、右のようなことがあれば、早めに手術を受けた病院に電話をして、どうすればよいか相談してください。

> ・キズが赤く腫れている、キズから膿が出る
> ・38℃以上の熱が出る
> ・おしっこの量が少ない、顔やからだがむくむ、体重が増え続ける
> ・機嫌がとても悪い、手足が冷たい
> ・ミルクを飲めない、食欲がない

次のようなことにも
気をつけましょう。

・手術のあとも、しばらくは入院中と同じように、毎日同じ時間に体重を測るようにしましょう（赤ちゃん用の体重計は、赤ちゃん用品のレンタルを利用する方法があります）。

・手術後しばらくは、抵抗力が落ちているので、人ごみは避けるようにしましょう。学校や幼稚園、保育園に行きはじめる時期については、病状によってちがうので、担当の医師に相談してください。

・こどもに大人と同じ食事を分けてあげる時は、塩分のとりすぎに気をつけましょう。

・手術で切った骨が完全にくっつくのには時間がかかります。手術のあと、半年ぐらいは重たいものをもったり、ぶらさがる運動は避けるようにしましょう。

8章 手術が終わって大人になるまで

多くの先天性心疾患は完全に「治る」のではなく、
手術をしたあとも気をつけることがあります。
病気とつきあっていく、自分の心臓とともに生きる、
という心構えが大切になります。

この章では、こどもたちが自立した大人になるために、
心臓病と向き合って生きていくために、大切なことをま
とめました。

1 手術を受けた心臓とともに生きる

　先天性心疾患の手術は、1944年に世界ではじめ
て行われ、本格的な手術は1950～60年頃から行わ
れるようになりました。人間の長い歴史を考えれば、
ごく最近のことですね。医学がどんどん進歩すると
ともに、以前はなかなか助けられないような重い先
天性心疾患も助けられるようになり、今は**先天性心
疾患をもって生まれた赤ちゃんの約95%が大人に
なる**ようになりました。そして、すでに大人になっ
た先天性心疾患の人が日本に50万人以上いるといわ
れています。

　たくさんの人が大人になったことで、よい手術を
していたとしても、手術をしてから数十年たった後
に問題がおきることがあることがわかってきました。
その問題のことを遺残症といいます。

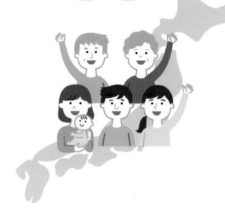

大人になった
先天性心疾患の人は
50万人以上！

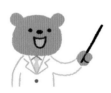

たとえば、手術で心臓を縫ったところが不整脈の原因になって治療が必要
だったり、ファロー四徴症の手術の後に肺動脈弁のもれが多くなって、もう
一度手術が必要になったりすることがあります。

以前は最終的な目標となる手術を「根治手術」と呼んでいましたが、根治手術というと「完全に治った！」と思ってしまうことがあるので、最近は「修復術」と呼ぶようになりました。多くの先天性心疾患は、完全に「治る」のではなく、手術をしたあとも定期的に病院にかかって、自分の病気の状態をチェックしておくこと、病気とつきあって**自分の心臓とともに生きる**という心構えがとても大切です。

こどもは成長して大人になれば、いつかは親から自立し、社会に出る日がきます。この本を読んでいるのは、先天性心疾患のこどもをもつお父さんやお母さんが多いと思いますが、いつかは成長したお子さんと一緒にこの本を読んでいただければと思います。

以前は「根治手術」

今は「修復術」と言います

ここからは成長段階別に、どんなことに気をつけたほうがよいか？を説明していきます。

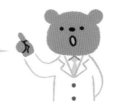

2 小学校に入るまでに

最近は、ほとんどの手術が2〜3歳までに終わってしまうため、手術をした記憶が残っていないことが多いです。多くの先天性心疾患は手術が終わった後、薬を飲んでいなくても時々病院にかかる必要があります。こどもがすこし大きくなると、いろんなことがわかってきて、「どうして病院に時々行かなければいけないの？」「どうして採血や検査をしなければならないの？」などの疑問をもつようになります。この時に、ごまかさず、こどもがわかる範囲でよいので、きちんと説明するようにしましょう。そして、親もこどもと一緒に、病気について勉強し、成長していきましょう。

こどもが自分でできることは自分でするように
うながす

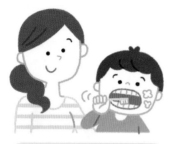

歯みがき、薬をのむ、など

ほかのこどもと遊ぶことをすすめる

こどもがわかる範囲で病気のこと、気をつけることを伝える

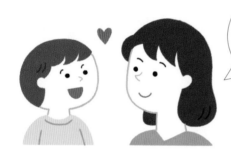

困ったな、つらいなって
おもうときは、
お母さんや先生、大人の
人に言おうね

しんどい時は休む、
薬の副作用で血が止
まりにくい時はまわ
りの大人に相談す
る、など

しかったほうよいことは、ほかのこどもと同じ
ようにきちんとしかる

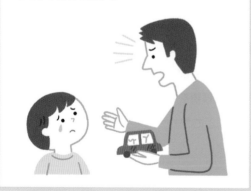

家族は、まわりにこどもの病気のことを相談で
きる人を探したり、同じ病気のこどもをもつ家
族と話したりしてみる

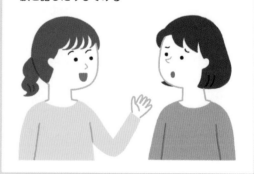

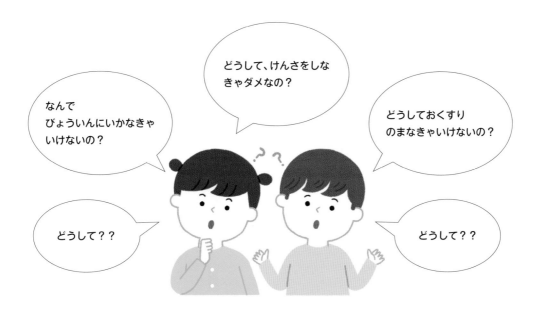

【こんなふうに説明してみては？】
お友だちの顔がそれぞれちがうように、あなたの心臓のかたちはお友だちの心臓のかたちと、ちょっとちがって生まれたんだよ。
ちょっとかたちのちがう心臓が、ずっと元気でいられるように、時々「元気かな？」って調べたり、お薬で楽にしてあげたりするんだよ。

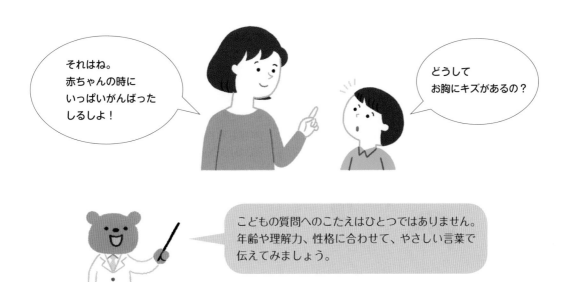

3 小学生になったら

　自分の病気のことは、大人でもまわりに話しにくいものです。病状によっては、体育やマラソン、プールなどはお休みしなければならない時だったり、胸のキズについて友達に聞かれたりした時など、自分の病気についてまわりにどう説明するのか、お家で練習するといいかもしれません。

　また、運動については、担当の医師に「ここまでならOK」という範囲を確認して、OKと言われた範囲は本人のペースに合わせて挑戦することをうながしてみてください。病院でOKと言われた範囲より制限して体力が落ちてしまったり、逆に無理をしすぎて病状が悪くなったりすることがあります。

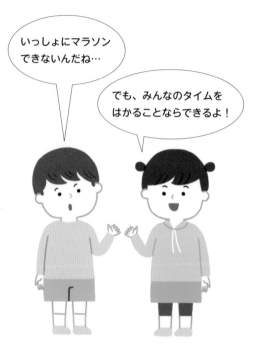

いっしょにマラソンできないんだね…

でも、みんなのタイムをはかることならできるよ！

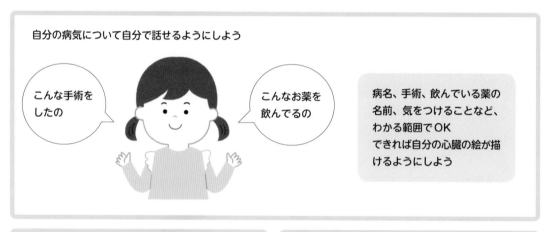

自分の病気について自分で話せるようにしよう

こんな手術をしたの

こんなお薬を飲んでるの

病名、手術、飲んでいる薬の名前、気をつけることなど、わかる範囲でOK
できれば自分の心臓の絵が描けるようにしよう

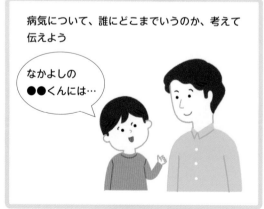

病気について、誰にどこまでいうのか、考えて伝えよう

なかよしの●●くんには…

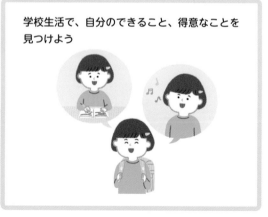

学校生活で、自分のできること、得意なことを見つけよう

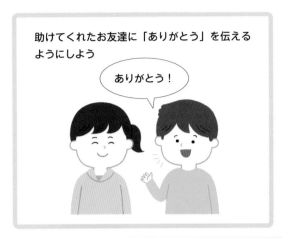

助けてくれたお友達に「ありがとう」を伝える
ようにしよう

ありがとう！

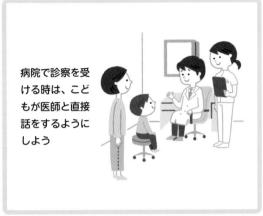

病院で診察を受ける時は、こどもが医師と直接話をするようにしよう

家族は、自分のこどもの病気について説明できるようにしよう

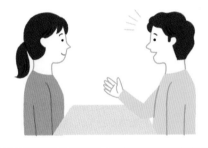

こどもが通う場所や
かかわってくれる人
に、伝える

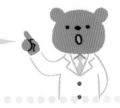

こどもが同じ病気の先輩と話す機会をもつのも、参考になることがあるかもしれませんよ。通っている施設の患者会や以下の団体にたずねてみるのもよいでしょう。

一般社団法人 全国心臓病の子どもを守る会

　1963年に心臓病児をもつひとりのお母さんがきっかけとなり、心臓病児の親が集まって発足した会で、現在では約3,800家族が活動しています。悩みを打ち明け、相談し合える仲間づくりを大きな柱とし、会員の経験談や講演会の情報、全国にある支部の取り組みなどを掲載した機関誌「心臓をまもる」の発行や、患者・家族の交流の輪を広げるためのキャンプや交流会の開催、福祉制度や就労などの相談活動、15歳以上の心臓病者本人が自分の意思で参加できる心臓病者友の会「心友会」など、さまざまな活動を行っています。

TEL：03-5958-8070／FAX：03-5958-0508
E-mali：mail@heart-mamoru.jp
http://www.heart-mamoru.jp/

携帯サイト
QRコード

4 中学生から大人になるまで

　心臓の病気は外見からはわかりにくいので、何に困っているのか、どれぐらいはだいじょうぶなのか、まわりの人は理解できないことがあります。困っている時に、具体的に自分でまわりに伝えるようにすることは、将来、社会に出た時や就職した時に役立ちます。また、体力的には難しくても、他で何かカバーできることがあるかもしれません。自分にできることを探すようにしましょう。

　また、大人になると、進学、就職、結婚など、生活の変化や転居がきっかけで病院にかからなくなってしまう人も見受けられます。どうして病院に定期的にかからなければならないのか、どうして薬を飲まなければならないのか、よく考えて、もしわからない時には担当の医師に相談しましょう。

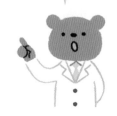

心臓の病気のように外からわかりにくい病気のことを、**内部障害**といいます。

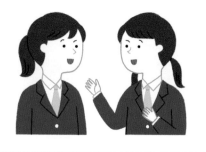

自分の病名、手術、飲んでいる薬や薬の作用、気をつけることなどを、人に説明できるようにしよう

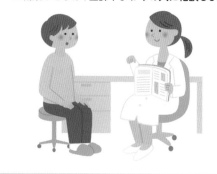

将来どんな仕事に就きたいかを考え、自分に合った職業かどうか、医師やまわりの人に相談しよう

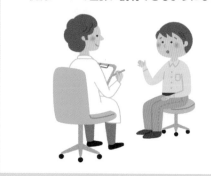

高校生ぐらいになったら一人で受診して、自分の状況について医師に説明できるようにしよう

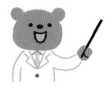

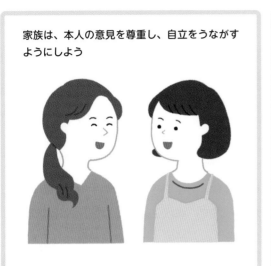

家族は、本人の意見を尊重し、自立をうながすようにしよう

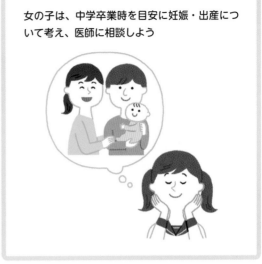

女の子は、中学卒業時を目安に妊娠・出産について考え、医師に相談しよう

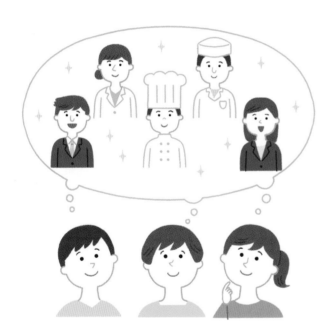

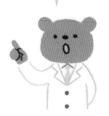

先天性心疾患の先輩の中には、会社員、料理人、医師や看護師になった人もいますよ！

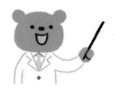

5 　妊娠・出産について

女の子が成長すると「妊娠や出産はできるのか？」ということを気にする場合もあるかと思います。

　先天性心疾患の治療をしている医療者は、安心して妊娠・出産できるような手術・治療をすることも、とても大切な目標だと思っています。しかし一方で、病状によっては妊娠・出産のリスクが高すぎることもあり、一生懸命治療をしてきた患者さんが妊娠・出産で命を落としてしまうようなことは避けたいという思いもあります。そのような思いの中で伝えたい大事なことが3つあります。

❶妊娠する前に必ず主治医に相談しよう

　「この病気の人は妊娠・出産してOK」というように病気・病名によって決まっているのではなく、その人それぞれの病状によります。なので、まず主治医に相談するようにしてください。また薬の中には、妊娠中に飲むと胎児に影響する薬もあります。例えば、ワーファリンという薬を飲んでいる場合は、妊娠がわかったらすぐに入院してヘパリンというワーファリンの代わりになる点滴の薬にする必要がある人もいるので、その準備のためにも妊娠する前に必ず主治医に相談してください。

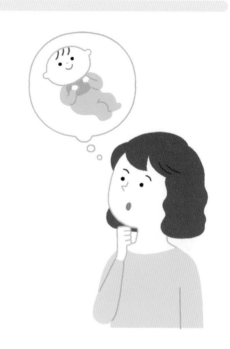

❷「遺伝」について気になる場合

　先天性心疾患の約90％は遺伝とは関係ありません（ごく一部は染色体異常や遺伝が関係します）。つまりほとんどの場合は、お父さん、お母さんに何か原因があったからということはありません。ただし、先天性心疾患をもつお父さん、お母さんから生まれるこどもは、先天性心疾患になる確率が普通より少しだけ高い（2章で説明したように普通は1％程度です）ということがわかっています。遺伝に関しては、遺伝カウンセリングを行う専門の医師がいるので、気になる場合は相談することをお勧めします。また、先天性心疾患に限らず、妊娠中の飲酒、喫煙、胎児に影響のある薬などは、生まれてくるこどもが病気になるリスクが高くなるので、避けるようにしてください。

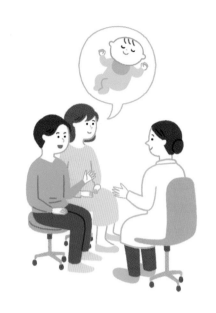

❸「産んで育てること」について考えよう

　母親になることは「産むこと」だけではなく、「産んで育てること」が大事だと思います。出産することが極めて高いリスクになる場合は、夫にとって、妻やこどもを失うというとても悲しいことにつながる可能性もあります。産んでから、こどもが大人になるまでお母さんが元気でいることは、家族にとってとても大事なことです。パートナーと一緒に主治医や遺伝カウンセリングの専門家に相談するようにしましょう。

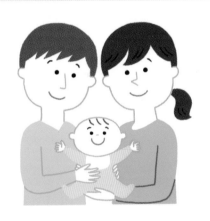

6 「移行医療」について知っておこう

❶移行医療ってなに？

　心臓病にかぎらず、医学の進歩によってこどもの病気の治療成績がよくなり、大人になることがとても多くなりました。その中で、大人になれば大人の病気にかかることもあるので、大人になっても小児科の先生に診てもらうのではなく（小児科の先生はあくまでこどもの病気の専門家なので）大人の専門の先生に診てもらったほうがよいことがあります。また、大人になっても小児科の外来に通うことや、入院の時に小児科の病棟や小児病院だと何となく気まずかったり、恥ずかしかったりすることがあると思います。

　こどもから大人になる時に、診察をする先生がこどもの専門の先生（心臓病だと「小児循環器医」）から大人の専門の先生（心臓病だと「循環器内科」）に変わること、そして、このことを本人がきちんと理解して、高校生ぐらいになったら一人で受診できるようになることを「移行医療」といいます。

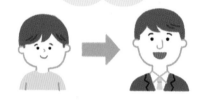

こどもから大人に
成長するのと同時に…

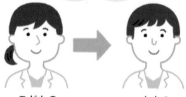

診てもらう先生も
こどもから大人の
専門家に変わること

こどもの
専門の先生　　　　大人の
　　　　　　　　専門の先生

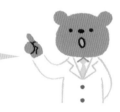

先天性心疾患は本当にたくさんの病気があり、病気によっては循環器内科の先生でも十分に対応できますし、循環器内科の先生のほうが得意なこともあったりします。しかし、複雑な病気の場合は先天性心疾患の専門家に、引き続きみてもらったほうがよいことがあります。

❷大人になったあなたを支えるチーム医療

　現在、日本全国で、こどもの先天性心疾患の専門家と、大人の心臓病の専門家が協力して、大人になった先天性心疾患を診ることができる病院や専門家を増やしています。認定されている病院や専門家は下記のホームページで確認してください。認定された病院では、心臓病の専門家だけでなく、いろんな科の医師、看護師、臨床工学技士、理学療法士、臨床心理士などたくさんの職種が、大人になった先天性心疾患の患者さんを、専門の「チーム」で支えられるように取り組んでいます。

【日本成人先天性心疾患学会ホームページ】http:// www.jsachd.org/
【成人先天性心疾患学会認定修練施設】http://www.jsachd.org/specialist/list-facility.html/

注意 先天性心疾患の人は「歯」が命！

　心臓の中の人工物や弁などに菌がついて、高熱が出て具合が悪くなったり、菌のかたまりが血液の流れに沿って脳や肺に飛んだり（脳梗塞、肺梗塞など）、菌が弁や血管を壊したりする病気を「感染性心内膜炎」といい、時に長期間の入院や、命にかかわるような大手術が必要になることがある、注意が必要な病気です。

　先天性心疾患の手術では、心臓の中の穴をパッチ（あて布）で閉じたり、心臓の弁を人工の弁に取り替えたり、人工血管を使ったり、「人工物」を使うことがよくあります。人工物は血液に触れているため、血液の中に菌が入ると人工物にひっかかりやすく、いったん人工物に菌がついてしまうと抗生剤を使っても治りにくくなります。特に人工物を使った手術を受けた人は、この「感染性心内膜炎」は注意が必要です。

　そして、血液の中に菌が入るきっかけとして一番多いのは「むし歯」です！

　口の中には常に菌がたくさんいるので、歯医者さんでの血が出る処置（むし歯をけずる、歯石を取る、抜歯をするなど）をする時に血液の中に菌が入ることがあります。また普段からむし歯や歯周病を放置していても、血液の中に菌が入る原因になります。

　「感染性心内膜炎」を予防するために大切なことは3つです。

①むし歯にならないように、毎日きちんと歯磨きをする！

②定期的に歯医者さんにかかってチェックをしてもらう！

③歯医者さんで治療が必要な時は、歯医者さんに「心臓病で手術をしたことがあり、治療の前に抗生剤を飲むように言われている」と必ず伝える！

さくいん

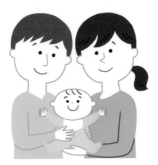

最後に　先天性心疾患をもって生まれたこどもたちへ

●成長すると「どうしてこんな病気をもって生まれたんだろう…」と悩むことがあると思います。先天性心疾患はさまざまな病気があり、病状によってはいろいろできないこともあると思います。でも、病気があるから「できないこと」に目を向けるのではなく、何か少しでも「できること」を見つけてみてください。病気があってもなくても、みんな得意なこと、不得意なことがあるのは同じです。得意なことや好きなことを探して、少しチャレンジしてみてください。

●手術をした時のことは覚えていないかもしれませんが、赤ちゃんの頃に小さな身体で大変な手術を乗り越えたことは本当にすごいことです。胸のキズは、小さい頃に手術をがんばった「しるし」です。

●病気とともに生きることは、時につらいこともあると思います。だけど、誰よりも小さい頃にがんばって、そして誰よりも病気をもって生きることのつらさも知っています。だから誰よりも、人の痛みやつらさがわかる優しい人になれると思います。そしてそれは、きっと誰かを幸せにしてくれる優しさです。胸のキズは「優しさのしるし」でもあると思います。

●自分の病気のことを知っておくことは、自分が「できること」を探すために大切です。そして自分の病気について、できること、できないことをまわりの人に伝えることは、自分のためでもありますが、まわりの人の「どうしたらいいのかわからない」という不安をなくしてあげることにつながり、その先には一人でも多くの人が先天性心疾患について理解してくれることにつながります。

●私たち医療者は、先天性心疾患をもって生まれた人が、病気と向き合いながらも、社会の中でいきいきと自分らしく生きてほしいと願っています。小さい頃に大きな手術を乗り越えた強さ、そして誰よりも人の痛みやつらさがわかる優しさの「しるし」をもったあなたが幸せになることを、心から祈っています。

　2020年5月

　　　　　　　　　　　　　　　　　　　　立石　実

■著者紹介

立石　実 （たていし　みのり）
聖隷浜松病院心臓血管外科

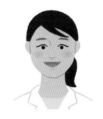

【略歴】
1975 年　　　長崎県生まれ
2000 年　　　熊本大学医学部卒業
　同年　　　東京女子医科大学日本心臓血圧研究所心臓血管外科入局
　　　　　　中野佼成病院、聖隷浜松病院、富山県立中央病院、京都
　　　　　　府立医科大学に出向
2009 年　　　東京女子医科大学心臓血管外科
2018 年 1 月〜　現職

【専門医資格】
心臓血管外科専門医
外科専門医
循環器専門医

改訂 2 版こどもの心臓病と手術
—患者説明にそのまま使える／不安なパパ・ママにイラストでやさしく解説

2011年 8 月 5 日発行　第 1 版第 1 刷
2018年 6 月20日発行　第 1 版第 8 刷
2020年 8 月 1 日発行　第 2 版第 1 刷

監　修　小出 昌秋
著　者　立石 実
発行者　長谷川 素美
発行所　株式会社メディカ出版
　　　　〒532-8588
　　　　大阪市淀川区宮原 3 − 4 − 30
　　　　ニッセイ新大阪ビル16F
　　　　https://www.medica.co.jp/
編集担当　鈴木陽子
装　幀　森本良成
イラスト　川添むつみ
組　版　株式会社明昌堂
印刷・製本　株式会社シナノ パブリッシング プレス

© Minori TATEISHI, 2020

ISBN978-4-8404-7251-7　　　　　　　　　　　　　　　　Printed and bound in Japan

当社出版物に関する各種お問い合わせ先（受付時間：平日 9：00 〜 17：00）
●編集内容については、編集局 06-6398-5048
●ご注文・不良品（乱丁・落丁）については、お客様センター 0120-276-591
●付属の CD-ROM、DVD、ダウンロードの動作不具合などについては、デジタル助っ人サービス 0120-276-592